小児在宅医療・
訪問リハビリテーション
入門

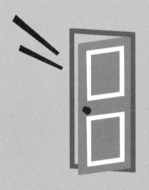

橋本 浩 著
八雲町熊石国民健康保険病院小児科・内科

中外医学社

はじめに

　近年，NICU から退院した児をはじめ，様々な疾患を抱えた重症の患児が増加しており，高齢者の在宅医療の普及に伴って，小児に対する在宅医療の重要性が次第に認識されるようになった．それは，具体的には診療報酬の改定として，あるいは，日本小児科学会による小児在宅医療の講習会開催などの動きによって示され，小児在宅医療に関する書籍の出版数も次第に増加しており，実際に訪問リハビリテーションを中心に小児在宅医療に係る著者にとっても喜ばしいことである．

　しかし，高齢者の在宅医療が普及してきているにも関わらず，訪問看護センターなどに訪問リハビリテーションを依頼する場合と，診療所や病院のリハビリテーション科医に依頼する場合で，作成・提出すべき書類が異なることを知らない医師は残念ながら皆無ではなく，まして小児の在宅医療について予備知識をもたない医師や看護師，薬剤師，リハビリテーション・セラピストなどの医療職は少なくない．

　そこで，本書では，既存の類書ではあまり触れられていない小児の訪問リハビリテーションや在宅緩和ケアについて解説するとともに，最近の診療報酬の関連項目を各所に簡潔に記載するように務め，これから小児在宅医療に取り組もうとする様々な医療・福祉職の方々に短期間で重要事項を把握していただけることを目指した自己研修のためのハンドブックの実現を目指した．多くの医療関係者や福祉職に活用されることを期待したい．

　　　2018 年 新春

　　　　　　　　　　　　　　　　　　　　　　　　橋　本　　浩

目　次

第1章
小児在宅医療を行うための基礎知識 …………………… 1

1 ■ 小児在宅医療（訪問医療）に対するニーズ	1
2 ■ 在宅医療を必要とする子どもたち	2
3 ■ 入院生活と家庭生活での治療の違い	3
4 ■ 小児在宅医療と医療制度	4
5 ■ 障害者総合支援法と児童福祉法	6
6 ■ 訪問看護の種類と費用負担問題	7
7 ■ 在宅医療はチーム医療	9
8 ■ 訪問看護の役割	10
9 ■ 退院調整と退院支援	12
10 ■ 在宅医と病院小児科医の連携	13
11 ■ 在宅医療を受ける子どもたちの家族に対するケア	14
12 ■ 子どもの権利と在宅医療	16

第2章
小児在宅医療で診る病態と医療ケアの基礎知識 ……… 18

1 ■ 呼吸管理の基礎知識	18
2 ■ 気管切開による呼吸管理	21
3 ■ 気管切開による人工呼吸器の管理（TPPV）	22
4 ■ マスクなどの換気補助具による呼吸管理（NPPV）	23
5 ■ 在宅における小児の栄養管理	24
6 ■ 消化器の問題とその対応	26
7 ■ てんかんとその対応	28

8 ■	在宅における小児の腹膜透析	30
9 ■	発熱と急性感染症への対応	31
10 ■	比較的高い頻度でみられる泌尿器疾患とその対応	32
11 ■	比較的高い頻度でみられる運動器疾患とその対応	33
12 ■	比較的高い頻度でみられる皮膚科・眼科・耳鼻咽喉科・精神科疾患などとその対応	34
13 ■	在宅医療を必要とする小児への予防接種	36
14 ■	在宅小児医療で使用されることがある主な漢方製剤	37
15 ■	在宅医療のための臨床検査	40
16 ■	小児在宅医療における感染対策	41

第3章
小児訪問リハビリテーション ……………………………… 43

1 ■	小児訪問リハビリテーションの基本	43
2 ■	発達段階に応じたアプローチ	48
3 ■	在宅摂食嚥下リハビリテーションの考え方	51
4 ■	在宅呼吸リハビリテーションの考え方	52
5 ■	コミュニケーションの支援	54
6 ■	福祉用具の活用	55
7 ■	外出や社会参加に関する支援	58
8 ■	障害児の成長に伴う問題	60

第4章
緩和ケア・終末期医療 ……………………………… 64

1 ■	緩和ケア・終末期医療の難しさ	64
2 ■	緩和ケアの在宅緩和ケアへの移行	66
3 ■	緩和ケアの実際－子どもとの信頼関係の構築	69
4 ■	緩和ケアの実際－家族のケア	71
5 ■	在宅緩和ケアの医療的基本事項	72
6 ■	身体症状の緩和	73

7 ■ 疼痛緩和ケア		78
8 ■ 精神症状の緩和		80
9 ■ 緩和リハビリテーションと心のケア		83
10 ■ 在宅終末期（看取り期）医療		84

第5章
症例 ………………………………………………………… **88**

参考文献 ……………………………………………………… 93

索引 …………………………………………………………… 97

第1章 小児在宅医療を行うための基礎知識

 小児在宅医療(訪問医療)に対するニーズ

　NICUを中心とする新生児医療の進歩は，その過程において，従来なら死亡していた新生児を救命することに成功を収めると同時に，重度の障害をもった小児を生み出していた歴史でもあることは周知の事実である．また，小児科とその関連領域における進歩も多くの命を救うことに成功したが，重度の後遺症をもった小児の増加を招くこととなった．

　このことは，世界のすべての国における共通の回避不可能な出来事として認識されており，その障害をもった子どもたちに対する医療は各国の医療関係者有志によって，注目をあまり集めることなく粛々と進められてきた．その努力の成果を結集し，さらに質の向上を追及しようとする動き，新生児医療や小児科医療の現場でのこれらの子どもに対する気づきと援助をしたいという願いが高まり，障害児・者に対する行政の認識の変化による障害児・者支援に関する制度上の改善も相まって，ようやく障害児医療が療養所などの施設入所や通院・通所だけでなく，より重度の障害をもった児・者に対するリハビリテーションを含む在宅医療(訪問医療)に光が当たり始めたのはつい最近のことであり，今後の着実な発展が期待されている．

　重症度が高い患児および年齢が幼い患児の保護者ほど多くの社会サービスの利用を希望する傾向があることが知られている．また，患児に弟や妹がいる家庭では，その弟や妹が幼い場合に比べて弟や妹の年齢が高く介護の担い手になる場合や保護者が介護の負担を感じない場合は，往診の利用や長期入所の利用に対する保護者の希望が少なくなる傾向があるとの報告

（日本小児科学会雑誌．2016；120：961-8）もあり，家族構成は患児の重症度や年齢とともに社会サービスの調整を医療や福祉の専門職が行う際に考慮する必要があると思われる．

2 在宅医療を必要とする子どもたち

　前項でも述べたように，在宅医療を必要とする子どもたちで最も多いのは，周産期の異常によって NICU に収容され重度の障害をもったまま自宅へと退院した子どもたちであり，次いで，先天性および後天性の疾患あるいは外傷の治療後の重度の障害をもって退院した子どもたち，そして，小児慢性特定疾患などを抱えているなどの加齢に伴う重症化症例に相当する子どもたちが，在宅医療を必要とする子どもたちであると考えられる．

　これらの子どもたちは，

①呼吸管理をはじめとする生命維持に必要な医療デバイスを複数併用するなど医療への依存度が高い

②成長に伴って，関節拘縮や側彎，胸郭変形による呼吸障害など寝たきりで成長する小児独特の様々な二次障害を生じる，つまり，成長に伴って病態が変化する

③言語機能や表情の表出，呼びかけへの応答の低下など，医療者や家族とのコミュニケーションをとることは一般に困難であり，健康状態の変化を把握することは難しい

④24 時間 365 日の全面的な介助がなければ生命の維持ができないことが多く，様々な手法によるモニタリングが必要である

⑤上記までの事由により，介護者である家人の負担が大きく，医療面だけではなく，精神面の支援，行政による経済的な側面などへの支援も必要である

⑥成長のために，ふれあい体験など実行可能なものをできる限り増やし，心身両面にわたる成長を支援していく必要がある

といった特徴をもっている．

また，医学的見地から評価される「重症度」や「医療依存度」は客観的

評価として有用性はあるものの，その評価と実際の「生活の困難さ」とは必ずしも合致せず，そのために支援を受けられないまま困難な家庭生活を余儀なくされている子どもやその家族がいることも配慮する必要がある．

　現在の診療報酬の体系では，医師による在宅訪問診療料は週3回を限度に算定可能であり，乳幼児加算，幼児加算がある．また，診療時間が1時間を超える場合には診療時間加算の規定も定められている．ただし，往診とは違い，緊急加算はない．なお，末期悪性腫瘍や在宅療養指導管理を行っているなどの患児に対して月2回以上の訪問診療を行っている場合は在宅時医学総合管理料を算定するが，これと合わせて在宅寝たきり患者処置指導管理料は算定できない．

3 入院生活と家庭生活での治療の違い

　家庭生活における子どもと家族を取り囲む環境は大きく異なる．病院では医療的ケアの多くは看護師や医師によって行われ，家族はそれを子どもの側で見ているだけのことが多い．しかし，家庭での医療ケアの主な担い手は母親であることが多く，年間365日24時間の医療的ケアが必要な子どもの母親や家族は他人からは想像できないほど疲弊することが通例である．その疲弊から少しでも解放され安心して医療職に医療的ケアを任せることができるレスパイト・ケアなどの時間が無ければ，母親も家族も楽しい家庭生活は送れず，不幸な結末さえ起こり得る．それを回避し，子どもと家族がより楽しい家庭生活を過ごすためには，家族が負担を過度に意識せずに日々を送れるような医療的ケアのサポートや工夫が必要である．

　"どんなに大変でも必要な医療的ケアは親が行うのが当然だ"という考え方で在宅医療を前提とした退院調整を行うことは，その病気の子どもと家族に大きな負担を与えることになるとともに，それに伴う様々な社会的損失を惹起する可能性があることを病院医療従事者は理解しておかなければならない．また，子どもの心身の成長のためにも，退院後の家庭生活が「母親と子どもの関係を失ったもの」になってはならないことを銘記する必要がある．これらのことは，在宅医療をサポートする医療従事者にも必

要な視点である．具体的には，5年生存率よりもQOLの改善が必要である，精神的疲労を緩和させる安心感を家族に与えることができるサポートの提供を重視すべきであるといってよい．

今日では，NICUをはじめとする大病院での入院生活と在宅医療の間を媒介する中間的施設が求められるようになり，発達総合療育センターのような医療型障害児入所施設が多職種でチームを作って在宅移行を支援する中間施設としての役割をはたそうとする取り組みが行われている．そのような施設には在宅移行支援に加えて，在宅を含む総合リハビリテーション支援やショートステイ利用・レスパイト入院への対応も積極的に勧めている施設も徐々に増えつつあるように思われる．

小児在宅医療と医療制度

小児在宅医療に関わる医療制度には様々なものがあるが，中でも医療費助成制度や必要なサービスを受けるための制度は患者とその家族にとって特に重要である．しかし，短期間のうちに制度の内容や手続き方法が改変されたり，都道府県だけではなく市町村によって制度やその運用が異なったり，という現実が，しばしば医療現場における混乱の引き金になってしまうという問題が指摘されている．助成はそれを受ける当事者である患者および家族が申請しなければならず，制度を知らないでいると助成を受けられない．また，助成の開始には時間がかかることが多く早い時期から準備を進める必要もある．

1）乳幼児医療制度（子ども医療制度など）

自治体によって名称が異なるほか，医療費の助成を受けられる子どもの年齢，家庭の所得額による補助額なども異なる．助成の申請には診断書は不要で，あらかじめ市町村に提出した子どもの健康保険証のコピー，助成金を受ける口座の届出，自治体ごとに求められる各種公的証明書（保護者の所得証明書や健康保険証など）などを提出しておくと，受診した医療機関から申請が行われ，子どもの障害の程度に関係なく助成金を受け取るこ

とができる．ただし，他府県の医療機関を受診した場合には，自治体ごとに決まった書類を保護者が提出する必要があることが多い．

2）小児慢性特定疾患治療研究事業

慢性特定疾患に指定されている疾患の患児の場合，小児慢性特定疾患指定医の資格をもった医師の診療に基づく申請書に必要な診断書を含む意見書を受け取り，それと所定の書式の申請書類を患児の保護者が作成し，それぞれの住居がある地域の担当保健所または保健センターあるいは県庁など自治体が指定する公的機関に助成を申請する必要がある．あらかじめ登録した医療機関において医療券への必要事項の記載を受け，自己負担額上限管理票を利用者自身が管理しなければならない．

基礎疾患の微妙な違いで助成を受けられない子どもたちがおり，身体障害者手帳や療育手帳の等級が助成の審査対象になる自治体，この事業と乳幼児医療制度と併用して助成を受けることはできない自治体などがあり，この制度を利用するだけでは，在宅医療を受けるための助成としては役に立たない．

3）重度心身障害者医療費助成制度

身体障害者手帳の1〜2級および療育手帳のA判定に相当する子どもに対する医療補助制度だが，自治体によって名称，対象年齢，対象疾患の認定範囲，所得制限や自己負担金などに差異がある．また，手続きにかかる時間が長いことが少なくなく，乳幼児医療制度と併用できない自治体もある．

4）身体障害者手帳・療育手帳

身体障害者手帳の交付申請には，疾患の分野ごとに指定医が異なり，患者にとって必要な分野の指定医による診断書が必要である．

療育手帳は児童相談所や子ども家庭センターなどで知的障害の有無と程度について判定を受けることで申請が可能である．これらは，公的医療サポートとしてショートステイやデイサービス，ヘルパーなどの福祉サービス

を受ける場合や確定申告での障害者控除を受ける場合に必要となる.

身体障害者手帳は装具や車椅子などの福祉用具の交付を受ける場合や補助金を申請する場合にも必要であり，公共交通機関の料金の割引を受けるために利用できることもある.

ただし，これらの手帳の交付の対象範囲や障害の程度に関する対応は自治体によって異なり，必ずしも子どもたちに優しい制度であるとはいえないことも少なくない.

5) 特別児童扶養手当・障害児福祉手当・重度障害者介護手当

特別児童扶養手当は，身体障害者手帳4級以上，療育手帳B以上がおよその該当要件であるが，自治体によって異なる場合がある.また，手帳だけで申請できる自治体と指定医による診断書が必要な自治体がある.1級，2級の級分けにより，交付される支給額は異なるほか，所得制限がある.また，施設入所児は申請できない.

障害児福祉手当は，常時介護を要する状態にある未成年者が給付対象である.自治体が使用している所定の用紙を用いた医師の診断書が申請に必要であるが，所得制限があり，施設入所児は申請できない.

重度障害者介護手当は，自治体によって名称と対象者の範囲が異なるが，基本的に身体障害と知的障害を合併している者が給付対象となる.自治体により給付額が大きく異なる.

◎小児に対しても，成人と同様に様々な在宅での医療行為に対する在宅療養指導管理料と在宅療養指導管理材料加算が多岐にわたって適応されるように，診療報酬体系内で定められている.

5 障害者総合支援法と児童福祉法

2012年6月に制定された「障害者の日常生活及び社会生活を総合的に支援するための法律」は，障害者総合支援法と略称され，身体障害，知的障害，精神障害，発達障害に加えて151種類の難病のある障害者が，この法律の支援対象とされている.医療機関や児童相談所だけではなく，刑務所も含めた様々な公的機関が障害者の相談支援や意思決定支援を行う地域

相談を担う場とされ，重度訪問介護の対象は，身体障害に加えて知的障害，発達障害，精神障害にまで拡大されるなど，従来の法律の改正が行われた．

障害者総合支援法における相談支援は，市町村単位で行うものと都道府県単位で行う2系統に分かれている点が，市町村単位でのみ行われる児童福祉法による障害児相談支援とは異なる．障害者総合支援法では，相談支援のプロセスがきめ細かく決められているという特徴もあるが，児童福祉法と同様に相談支援相談員の数と質の確保が問題となっている．

この法律に基づいて，現時点では障害者サービスとして相談支援のほかに「児童発達支援センター」，「障害児入所施設」，「生活保護」，「療養介護」，「入所施設支援」などの障害福祉サービスや地域生活支援事業が行われているが，基盤整備はまだ十分とはいえないことが指摘されている．また，健康保険上の問題として在院日数の短縮が課題となり，様々な要因が手伝って，医療的ケアの必要度が高い子どもが自宅へ戻る事例が増加しているといわれている．

児童福祉法は，障害児通所支援，障害児相談支援，障害児入所支援を障害児に対して行うことが定められており，障害者総合支援法とリンクした活用を訪問診療の場で行っていく必要がある．

2016年4月には，障害者差別解消法が施行された．医療や福祉に関連して働く専門職である我々にとって当たり前の障害者の人権の保護・尊重がわが国の社会では軽視されてきたからこそ生まれた法律であることを認識する必要がある．米国では，障害者と行政の間での訴訟が起こされて，裁判所の裁定によって和解の道を辿ったケースもある．

差別されている障害者の権利擁護代弁者（アドボケーター）となることも医療者がはたすべき役割ではないかと思われる．

6 訪問看護の種類と費用負担問題

在宅医療で最も重要な側面は，医療サポートによる患児と家族の大きな安心感と心理的・身体状況の安定化および家族負担の軽減であり，特に医療的ケアが必要な子どもが対象になる在宅医療の中心を担っているのは，

訪問看護師である.

　在宅医療を行う訪問看護は，2種類に大別される.
　①診療所などの医療機関から看護師が訪問している場合
　②訪問看護ステーションから看護師が訪問している場合
　の2種類がそれであり，市町村によっては乳幼児医療制度や重度心身障害者医療費助成制度が，医療機関からの看護師訪問にしか助成金が支給されない場合がある.

　ただし，小児慢性特定疾病の場合は，国による事業であることから，全国どこでも訪問看護ステーションによる訪問看護も助成対象になっている.助成が受けられない子どもがでてくるケースを考慮した在宅医療の問題点を解決していく必要性が指摘されている.
　なお，訪問看護に対する診療報酬は，在宅患者訪問看護・指導料として，保健師・助産師・看護師・准看護師が訪問して看護を行って週3回まで算定できる.ただし，急性増悪などによって頻回の訪問看護・指導を行う場合は，月1回を限度として週7日間まで算定が可能であるが，3日目までと4日目以降では点数が異なる.また，悪性腫瘍の患者に対する緩和ケアまたは褥瘡ケアに係る専門研修を受けた看護師が該当する患児を訪問看護，指導する場合は，より高い点数が算定される.また，在宅医療支援医療機関の医師の指示により緊急訪問看護を行った場合は，緊急訪問看護加算が認められている.長時間訪問看護・指導加算，乳幼児加算，幼児加算も算定できるし，複数名訪問看護加算や在宅患者連携指導加算，在宅患者緊急時等カンファレンス加算，在宅ターミナルケア加算，在宅移行管理加算，重症度加算，夜間・早朝訪問看護加算，深夜訪問看護加算もあり，訪問看護の重要性が評価された診療報酬体系となっている.
　なお，指示を出す医療機関の医師にも診療報酬が別に定められている.

在宅医療はチーム医療

　在宅小児医療は，医療関係者や福祉関係者などが患児の自宅を訪問して医療や看護，福祉を提供することから，訪問小児医療ともよばれる．それは，患児とその家族を中心に，医師，歯科医師，社会福祉士（ソーシャルワーカー・ケースワーカー），訪問看護師，訪問介護士（ヘルパー），訪問歯科衛生士，訪問薬剤師，訪問栄養士のほか，保育士，特別支援学級など学校の教職員，相談支援専門員などの各種通所施設・医療機関のスタッフばかりではなく，人工呼吸器その他の生命維持に患児が使用する医療機器メーカーの担当者も参加するチーム医療である．

　患児の成長に伴う病態の変化だけではなく，成長に伴うライフステージの変化も患児とその家族のニーズは変化し，その変化に対応できるようにチームのメンバーも変化する．各チームメンバーは自分の専門性を発揮するとともに，他のメンバーの役割を理解し，チーム医療による患児とその家族への支援を円滑に進めていく協力体制を築くことが大切であり，医師はその総括をしつつ，各メンバーの専門性を最大限に活用するための幅広い視野に立って参加する姿勢を保つべきである．

　医療・福祉・教育・行政など地域社会と連携して，子どもの医療と幸せを共に考えていく役割をはたすべき機関は病院や診療所，訪問看護ステーションなどのほかに，療育機関も忘れてはならない重要な組織である．療育機関には，医療型入所施設として，重症心身障害児施設，肢体不自由児施設があり，ほかに重症心身障害児・者通所施設がある．これらの施設との連携に際しては，入所することが最終目的ではないケアプランを立案し，実行する方が，子どもにとってよりよい在宅医療が実現できる．

　つまり，家族の負担を軽減するための一時的な入院・入所，いわゆるレスパイト入院・入所は緊急避難的なものであって，子どもたちの幸せは在宅生活が基本であることを忘れてはならない．また，通所によるリハビリテーションを受けることは，子どもたちの体調を整えるためだけではなく，家族と離れて他の児との交流の場をもつという教育的意義もある．特

に，装具の作成を兼ねたリハビリテーション，在宅ではできない器具を用いたリハビリテーションを行いたい場合には，通所施設の利用は有用であり，発達評価を依頼する先として療育施設を選択することも有用であると考えられる．

訪問診療（在宅医療）を行う医師による薬の処方は，院外処方箋が主流であり，あらかじめ用意した定期処方箋を必要に応じて手書きで修正する方法が一般的である．また，小型携帯プリンターとノートパソコンやタブレットを持参して訪問診療をする医師もいる．

家族による服薬管理が十分でない場合，あるいは緩和ケアにおいてオピオイドなどを用いて疼痛管理を行うために法律に沿った薬剤管理や服薬指導，頻回の処方変更などが必要な場合，メディカルソーシャルワーカーなどを通して，医師は薬剤師による訪問服薬指導指示書を発行して，薬剤管理や服薬指導を依頼することができる．

2016年の診療報酬改定により，患者・患児の保護者が薬剤師を「かかりつけ」に指名することができるようになった．医師は，指名された薬剤師に指示書を送付することで，訪問を依頼することが可能である．

訪問看護の役割

小児訪問看護の対象となるのは，主に次の3つのグループに分けられる．
① NICUから在宅に移行する児
② 急性疾患や外傷などの治療により入院し，後遺症による高度障害を残した児
③ 以前から在宅生活している重度心身障害児

①および②の場合には，入院時から医療ケアの介入をしており，退院前に在宅医療への移行への準備が行いやすい．人工呼吸器管理を含む医療的ケアを必要とする症例が多く，家人の育児不安の程度や不安の持続期間に応じて訪問期間や時期を調整することも多い．医療ケアの必要性があまり

第1章　小児在宅医療を行うための基礎知識　　11

なくても，母親の不安が強い場合には 24 時間対応・連絡体制による看護師の電話相談も有用である．自宅への試験外泊時に病院からの訪問看護に健康保険適応が認められており，訪問看護部をもつ病院の積極的な在宅医療参入が期待されているといえるだろう．病院と地域の保健師や教育関係者などとの連携も必要である．

　病院で訪問看護が実施できない場合は，地域連携による診療所や他の病院の訪問看護や訪問看護ステーションの利用が必要になる．医療的ケアだけではなく，成長発達支援や日常生活支援・療育支援のほか，家族の所要や不安，非常時に対応するレスパイト・ケアとしての留守番看護を行うこともある．小児への訪問看護は健康保険で賄われる．

　③の場合には，上記に加えて成長とともに変化する病態へのケアを考えたアセスメントと医療的ケアに加えて日常生活支援やレスパイト・ケアが求められ，日常的に利用している医療機関と地域連携している訪問看護ステーションの利用割合が高い．訪問看護ステーションから訪問看護を提供するには，医師による訪問看護指示書の交付が必要である．訪問看護ステーションは，訪問看護計画書を作成し，指示書を交付した医師に訪問看護報告書を毎月提出する．リハビリも行う場合には，訪問リハビリ指示書を医師が作成し，ステーション側は訪問看護リハビリ計画書を作成し，医師への報告書を毎月作成する．

　訪問看護ステーションによる小児に対する訪問看護では，小児科あるいは小児科対応ができる内科の在宅医のほか，小児が入院可能な病院，地域の保健師や教育関係者などとの連携も必要であり，状況に応じてカンファレンスも開催できる関係の構築が必要となる．

　訪問看護師は医療的な見方と介護的な見方を同時に担っている立場にあり，病院の医師にとって訪問看護師は患者・家族や介護関係者と医師を繋ぐ重要なパートナーとしての役割を担っており，医師と訪問看護師の連携がうまく行くことは，在宅医療の質を高めるために重要な要素である．在宅医療を担当する医師と訪問看護師のコミュニケーションを円滑にすることは，大切である．

　なお，在宅で点滴を行う必要がある場合，医師は訪問看護ステーション

に「在宅患者訪問点滴注射指示書」を発行し，その翌日からの点滴の内容について指示を出し，訪問による点滴の管理を依頼し，訪問看護師は訪問時の様子などを医師に報告し，両者が相談して必要な期間の点滴による治療を行う対等なパートナーである．

9 退院調整と退院支援

　退院調整看護師や社会福祉士（ケースワーカー・ソーシャルワーカー）が行う退院調整は，長期入院から早期に退院できる方向へ移行できるかを調整するという側面から，退院後の自宅での生活における安全の確保，家族による必要な医療ケアの技術取得のための指導，緊急時の対応方法の確立に重きを置いた退院に向けた準備活動としての意味合いが強い．

　在宅医療サポートを必要とする小児の医療依存度は24時間常に高い例も少なくなく，それによる家族や病児自身の不安に対するサポートも必要となる．

　また，在宅小児医療に関わる地域連携には，次の特徴と問題がある．

①在宅医，病院医師，療育機関医師のように，一人の児に関わる医師は複数
　→必要な医師間のコミュニケーションがうまくとれないことが多い
②医療と福祉（介護）を繋ぐケアマネージャーに相当する機能が未整備
　→医療保険で賄われる訪問看護は，福祉との連携が難しくなる原因になる
③福祉の介護制度は，乳児や幼児は対象外であり，デイケア施設や短期入所は未整備
　→通所が困難な障害のある児では実現はさらに困難である

　よりよい退院支援，つまり，退院後の在宅生活の安定を得るための支援を行うためには，医療保険と障害者総合支援法，児童福祉法を活用できるケアマネージャーに相当する役割を担う人を決める必要がある．小児在宅

医療に関わる職種には医師，歯科医師，薬剤師，看護師，リハビリセラ
ピスト，ケースワーカー（ソーシャルワーカー），教育関係者，保健師な
どの行政担当者であるが，一般的には施設や病院あるいは診療所のケース
ワーカーがその役割を担うことが多いが，それができない場合には保健師
が担うことが多い．いずれにしても，各職種の連携が必要であり，訪問看
護師と保健師がペアとしてコーディネイトを担当すると円滑に支援を進め
ることが多いとされる．連携は対象となる児とその家族の問題を共有する
ことで，在宅医療を円滑に進め，児とその家族を多面的にサポートして行
くことを目的とする．関係者による合同カンファレンスを含むこのような
連携関係を個々の児にオーダーメイドで提供し，それまでの心理的サポー
トを提供することが退院支援の主目標である．

　在宅医療チームのメンバーは互いに顔の見える関係を維持しつつ，自分
の役割を認識しながら，他のメンバーの特性を理解した上で，包括的な立
場で，退院前カンファレンスの時からサポートに参加していく必要があ
る．このカンファレンスでは，患児の家族，特に育児と家事を担う母親の
参加が望ましい．
　また，障害者総合支援法に基づく小児に対する居宅（在宅）介護サービ
スをヘルパーステーションと連携して行うことも可能な地域が次第に増え
ていくことが望まれる．

10 在宅医と病院小児科医の連携

　NICU に収容され加療された小児は一般に重症度が高く，高度の医療ケ
アを必要とすることが多い．在宅呼吸管理，気管切開，腹膜透析，経管栄
養などを病院小児科医の主導によって進めている症例が多く，在宅医や訪
問看護だけでは対応できない病態に陥る頻度が高いため，入院加療を必要
とする場面も多くなる傾向があり，病院への医療依存度も高いことが一般
的である．したがって，在宅医が関与する部分がないというイメージもあ
るが，病院小児科医が常に在宅医療を受けている子どもたちを訪問するこ

とは不可能であり，退院に際しては在宅医に日常の医療管理を依頼する必要がある．

しかし，病院のスタッフは患者が居住する地域の医療状況を知らないことが多いにも関わらず，未だに在宅医や地域の訪問看護ステーションに丸投げするような姿勢を示す病院医師やスタッフが残念ながら時としてみられる．在宅医療に移行する際には，地域医療連携の円滑な運営と効果的な患者サービスの提供を実現することを目的として，病院スタッフと在宅医療関係者のカンファレンスを行う必要があり，その場において在宅医療関係者が積極的に病院スタッフに対して地域の事情や連携のための情報を提供する姿勢を明らかにすることで，その後の連携もとりやすくなると前向きに考えていく必要がある．

また，15歳以上の患者は小児慢性特定疾病医療費の支給認定を受けることで20歳に達する前までは小児入院医療管理料が算定できることから，20歳近くまでを対象とする「生育医療」を小児科関連の医師が担っていくことが可能になってきていると考えられる．

地域の在宅医と病院の医師が適切な連携をとれることは，患児とその家族にとって大きな安心と信頼となることであり，小児在宅医療を推進するために必要不可欠な側面であると考えられる．

本書では詳細な解説はしないが，在宅医療を様々な医療機関が連携して行っていくことを促進する方針が，診療報酬として訪問看護指示料・在宅患者訪問薬剤管理指導料・在宅患者連携指導料・在宅患者緊急時等カンファレンス料・在宅患者共同診療料など様々な形で示されていることに注目する医療関係者が増えてもよいと思われる．

 在宅医療を受ける子どもたちの家族に対するケア

障害や重い疾患の治療を受ける子どもたちの親は，子どもの健康問題に対する強い自責の念をもっていることが多く，子どものことは何でも自分がやらなくてはならないという強迫観念にも似た強い義務感をもつと同時

に社会からの孤立感など複雑な思いを抱いていることが少なくない．また，患児の子どもたちも，自分に責任があるのではないかと感じ，あるいは，自分が構ってもらえない寂しさや不満を感じるなど複雑な感情を抱いていることも少なくない．医療者は病気や障害をもった子ども，患児だけではなく，その周囲の家族たちの心身両面にわたる健康のケアも提供するように努めなくてはならない．

その姿勢が自然な形で表現され，コミュニケーションを通して家族に伝わることで，医療者と患児およびその家族との間に本当の信頼関係が構築できるのである．

心の通うコミュニケーションは，訪問診療が始まるときから，子どもの成長を家族と共に見守るときも，最後まで子どもと家族を支えていく姿勢を堅持しながら，子どもが一生を終えた後も家族を支えていく家族と協力し合うチームの一員として，人と人同士として共に歩んでいく姿勢を維持していくことを通じて生まれるものであり，それなくしては家族のケアも患児のケアもできない．

患児とその家族へのケア・支援は，ケア・支援をする側が「支え」「応援している」つもりであっても，その対象者がケア・支援を受けているという実感をもてなければ「余計なお世話」になってしまうこともあり得る．医療ケア・支援は心のケア・支援であり，対象者がケア・支援を受けているという実感がもてるような行動をしようと努力することが，ケアの第一歩となるであろう．

また，近年は日本に住む外国人が増えており，国際結婚だけではなく，家族での日本定住者も多い．定住の理由も仕事や留学だけではなく，難民などいろいろな理由，立場が多様化しており，その出身国や過去の心的外傷の有無などによっても，考え方や感じ方が様々である．そのような外国人の子どもが在宅医療を必要とするケースも現実に増えてきており，日本人家庭にはない様々な問題を抱えている場合が少なくない．各地の国際交流協会は行政区を越えて外国人の相談を受け付けてくれるので，各外国人の母国語で相談を受け付けてくれる国際交流協会の相談窓口に援助を求めることも有用な場合がある．また，心理的援助を行っている国際交流協会

16 ■ 小児在宅医療・訪問リハビリテーション入門

も増えてきており，患児の家族の心のケアをそのような組織を通じて多文化間精神医学に通じた精神科医の援助を受けることも視野に入れるべき場面もあるだろう．

　支援の対象者が日本人でも外国人でも，患児およびその家族の心のケアのために，障害福祉サービス事業所，福祉行政機関，地域包括センター，教育機関などに所属する心理士や精神保健福祉士あるいは保健師や病院の医療ソーシャルワーカー（MSW: medical social worker）に相談することが有用なことも少なくない．

12 子どもの権利と在宅医療

　病気や障害がある子どもに関わる専門職は，医療職でも行政職などであっても，単純に家族中心のケアを行うのではなく，対等な立場で家族の力を引き出すような支援，ケアを行っていく必要がある．該当する子どもを家族の一員として家族が家庭にその子どもを受け入れ，家族として成長，発展していくことを支えるという視点をもたなくてはならない．その実現のため，専門職は親のよきパートナーとして家族のニーズに沿った継続的なサポートを提供し，子どもの両親が自らの力を発揮し，医療や教育など子どもに関するすべての面について意思決定でき，主体的に行動できるようにケアを行う．

　この目的をはたすため，専門職は地域における社会資源である医療機関（病院，訪問診療，訪問看護，訪問リハビリテーション，訪問薬剤師）や行政機関（保健師，市町村の障害支援課・生活支援課・子ども支援課や児童相談所），福祉機関（児童発達支援課・デイサービスなど）や教育機関（学校，特別支援学級，療育センターなど）あるいは民生委員やボランティア団体などの連携と活用に家族と子どもを繋げて行く必要がある．

　民法上，子どもへの医療について親権をもつ親がどのような権利や義務を有するかは明確に示されていない．子どもの医療上での意思決定において親自身の都合を優先することは許容されず，子どもに不利益になることを親が実施することも許容されない．"子どもの権利条約"を批准すれば，

JCOPY 498-14556

医療は子どもの利益実現を最優先すべきであるとの判断ができる．子どもはどのような成長段階にあっても自分の意思を自由に表現する権利が認められているが，現実には親の判断に任されており，その結果が正しいのか，あるいは，間違っているのかは，その判断が親によってなされる時点では明確に親は判断できないことが多い．そこで，専門職は親が最善の選択をしていけるようにサポートする必要がある．

　また，子どもには家族と共に過ごす権利があるとされているが，子どもの年齢だけを基準として子どもの判断能力を評価するのではなく，親や医療者は自分が子どもの気持ちを本当に理解しているのかどうかを常に自問していく必要がある．

　適切な支援の実現のため，家族や子ども自身に十分な情報提供を行い，その子どもに関わるすべての専門職が同じ方向性をもち，家族と子どもを支援していける体制を常に整えていくべきである．コミュニケーションによる支援は，治療開始前だけではなく，治療中にも適切なタイミングで行い，「今，この子どもにとって大切なことはなにか」を親と専門職が共に考えていく支援を継続しなければならない．

　親の中には，薬物依存症やアルコール依存症，精神疾患がある者や虐待を行う者も時にはいる．医療者や専門職が親に育児能力・養育能力がないと安易に決め付けることは危険なことではあるが，十分な支援を行った上で，親が子どもの利益を考える判断能力がないと判断できる場合，専門職が「親権喪失」や「親権停止」の審判を家庭裁判所に申し立てることは可能である．

　医療職をはじめとする専門職は，子どもにとって最善の利益になる意思決定を両親ができるようにサポートし，その子どもと家族が地域社会の中で成長していけるようにサポートを継続することが大切である．

第2章 小児在宅医療で診る病態と医療ケアの基礎知識

1 呼吸管理の基礎知識

1) 呼吸障害の病態

　障害児の多くにみられる病態の一つに呼吸障害があげられる．特に，気道の軟化や閉塞によるゼロゼロという音を特徴とする喘鳴を伴った呼吸障害を示す子どもは多い．喘鳴には，上気道閉塞に多い吸気性喘鳴と下気道閉塞に多い呼気性喘鳴が知られているが，上気道閉塞でも呼気性喘鳴が聴取できる場合もあれば，下気道閉塞で吸気性喘鳴が混合して聴取できる場合もあり，喀痰が多い場合以外にも両者が常に同時に聞こえる場合もあり，どのタイミングで聞こえるかも重要な鑑別点になり得る．喀痰を吸引除去してから聴診を行うことも必要である．

　吸気終末に聴取できる吸気性喘鳴は下気道の閉塞病変の存在を示すことが多く，吸気初期あるいは呼気終末期の喘鳴は上気道の閉塞病変の存在を示すことが多いが，いずれの場合も気道内の分泌物の量に影響されることを知っておく必要がある．喘鳴を認めれば積極的に吸引を試みることは有用であり，吸引による喀痰など気道分泌物の除去により喘鳴が消失し呼吸障害が改善することもあり，喘鳴の原因を探るためにも有用な手技である．

　睡眠時に強くなる吸気性喘鳴は上気道閉塞性呼吸障害を示すことが多く，睡眠時に強くなる呼気性喘鳴は気管支喘息のような下気道閉塞病変や胃食道逆流現象が多い．上気道の閉塞はダウン症や小下顎症などで睡眠時に舌根が沈下して生じることも多い．また，覚醒時に強くなる吸気性喘鳴は喉頭軟化症で多く聴取され，覚醒時に強くなる呼気性喘鳴は気管軟化症

で多く聴取される傾向がある．喉頭軟化症では過半数に胃食道逆流現象を伴うとされ，それにより胃液で障害された気道粘膜の炎症による喉頭軟化の進行が考えられる．

2）呼吸障害への基本的対応

睡眠時に強い吸気性喘鳴では，下顎を前方へ持ち上げて気道確保を行い，経鼻咽頭エアウェイを挿入する．挿入による効果が不十分な場合には，持続性陽圧換気療法（CPAP療法：continuous positive airway pressure）を考慮する．横向けやうつ伏せ寝が一時的な効果を示すことがあるが，窒息する危険も否定できないため，注意が必要である．

覚醒時に強い吸気性喘鳴を呈することが多い喉頭軟化症では，あやすなどして興奮を抑えることで気道狭窄を防ぎ，うつ伏せや前傾を座位の姿勢をとらせることで喉頭を広げる．軽快しない場合には，陽圧換気療法の一つである非侵襲性陽圧換気（NPPV：non-invasive positive pressure ventilation）や気管切開を考慮する．

気管軟化症が考えられる場合，安静を維持し鎮静を図り，高呼気終末陽圧換気（高PEEP療法）や持続陽圧呼吸療法（CPAP療法），気管カニューレの挿入を考慮する．

喘息による喘鳴では，吸入など喘息対策を行う．胃食道逆流現象による喘鳴は，姿勢や食事の工夫あるいは栄養法の変更などを行い，改善が得られない場合には薬物療法や外科療法も考慮する．在宅医療では，一般的には気管内挿管での呼吸管理は行われてはおらず，家族の意向を重視するが，多くの場合は入院適応があると考えられる．

重度の呼吸障害をもつ重症心身障害に理学療法を行う場合，呼吸障害や身体の変形とその影響に関する知識の習得が必要であり，姿勢の変化が大きな影響を与える場合があることを知らなくてはならない．つまり，運動機能障害や知的障害の上に胸郭のキャタピラー状変形や扁平化，樽状化，脊柱側彎による体の非対称性が経年的に進行することによる姿勢変換の困難さの増大，咳反射の減弱，誤嚥性肺炎，人工呼吸器関連肺炎，上気道閉塞あるいは睡眠時呼吸障害などを併発することが多いことを知っておく必

要がある.

呼吸機能を守るための姿勢ケアは，対象となる小児とその家族の生活とその活動に関わるあらゆる場面に対して，子どもとその家族が備える能力を最大限に発揮できるように援助することであり，子どもと家族が自立した生活を送れるように支援するための取り組みであり，その実現を可能にし得る知識や技能の習得を常に心がけなければならない.

3) 緊急時の対応

急に呼吸苦が強くなった場合や上記の基本的な対応を一時的に行うことでクリアできない状態は，呼吸管理の緊急時であると考え，家庭内で蘇生バックに PEEP 弁を取り付けて換気を開始し，救急車などにより連携している病院への搬送を考慮することが必要になることもある.

4) 日常的な気道管理の要点

嚥下機能障害がある児では，水分を含むと口腔粘膜や気道粘膜に付着しやすくなるパンの皮の部分で誤嚥や窒息を起こす可能性が高いことから，皮の部分を除去してから中の柔らかな部分を小さくちぎって与えるように注意すべきである.味付け海苔など，他の粘着性のある食物にも注意が必要である.気道内の喀痰などを吸引する場合，現実的には吸引圧を 100 ～ 200mmHg に調節しないと粘稠な喀痰は上手く除去できないことが少なくない.ただし，気道粘膜の保護のため，あるいは，嘔気を誘発しないためには，気管内カニューレの吸引圧は 150mmHg 以下にすべきであるとされている.特に新生児や乳児では，100 ～ 120mmHg 以下が望ましいとされる.経鼻咽頭エアウェイは，一般にはネーザルエアウェイとよばれ，様々な形状のものがある.エアウェイの太さは鼻の内腔にフィットするものを選び，太すぎないものを選び，先端を中咽頭よりもやや深い位置に留置し，喉頭付近まで深く留置してはならない.

また，乳児では気管切開による肉芽が形成されやすく，言葉の獲得ができるまでは気管切開は回避することが望ましいとされる.

第2章　小児在宅医療で診る病態と医療ケアの基礎知識　21

2 気管切開による呼吸管理

1）概説

　小児の気管切開による呼吸管理は，成長に伴う呼吸機能の発達により終了できる症例もある．家族がカニューレの交換を行うことが少なくなく，退院後も気管切開を行った病院の医師や看護師との連携を必要とすることが一般的である．また，わが子が気管切開を受けることに対する親の精神的葛藤にも配慮する必要があり，術後も数週間は呼吸が安定しないことがある，4〜6週間は気管切開部分が閉じてしまうことがあるなど欠点があることも説明した上で，気管切開実施に対する同意を得る必要がある．

2）適応

　気道における死腔の減少，誤嚥の防止，呼吸の安定化のために気道確保を常に要し，エアウェイでは対応困難な症例が適応となるが，嚥下機能の低下による誤嚥性肺炎のリスクが高いと判断される症例や誤嚥性肺炎を繰り返した既往がある症例では，喉頭気管分離術の適応があるとされている．気管切開は第2〜3輪状気管軟骨の位置で行われることが多い．ただし，乳幼児では頸部が短いために下顎とカニューレが接触し気道閉塞を生じる可能性があるため，座位で下顎が低位にくる場合を想定して第3〜4輪状気管軟骨の位置で行うこともあり得る．気道確保のためにカニューレ交換は必須である．

3）管理

　カニューレ交換は気道分泌物の量や内腔の狭窄の仕方により1〜4週間ごとに行う必要があるが，気管切開後4〜6週間のカニューレ交換時には短時間で気管切開部位が閉塞して交換不能に陥りやすいため，この時期のカニューレ交換は気管切開を行った施設において実施することが望ましい．また，切開部の肉芽形成を防ぐため，在宅では切開孔付近は湯冷ましや水道水で清拭することが多い．閉塞を防ぐための吸引を行う．小児

ではカニューレが脱落する事故が最多であり，体位の変換などの際に必ず直接目視による確認をすることが望ましい．カニューレの閉塞を最小にするため，カニューレ内の吸引は，カニューレのほぼ半分のサイズの吸引カテーテルを用いて励行するが，肺虚脱を予防するためには，一度の連続吸引時間は5秒以下が望ましいとされている．

3 気管切開による人工呼吸器の管理（TPPV）

1）概説

Tracheal positive pressure ventilation（TTPV）は，気管切開を行ってレスピレーターによる陽圧換気を行う呼吸管理方法である．

2）呼吸管理の目的

TTPV による呼吸管理では，吸入酸素濃度と呼気終末陽圧を高く保つことで，酸素化を推進することである．

3）注意すべき点

吸入酸素濃度が高いと気道や肺胞に対する酸素毒性が高まることから，できるだけ低濃度の酸素を投与する．また，気道や肺胞の圧損傷を回避するために最大吸気圧は低めに保ち，呼気の妨げを回避するために呼気終末陽圧（PEEP）を低めに保つ方がよい．レスピレーターのモードは，自発呼吸が明瞭にある場合には CPAP（持続的気道陽圧）にて換気する．CMV（調節換気）や PCV（従圧式換気）あるいは VCV（従量式換気）は自発呼吸がなくても実施可能である．また，PSV（圧支持換気）や SIMV（同期式間欠的強制換気）は弱い自発的な呼吸があれば実施可能であるが，自発呼吸がない場合は使用できない．動脈血二酸化炭素分圧の調整は，1回換気量が 10mL/kg，換気回数が 8 〜 12 回/分で行うのが基本的な設定であるが，呼吸障害の病態によって異なる設定が推奨されている成書もある．動脈血酸素分圧は吸入酸素濃度（FiO_2）と PEEP によって調節する．加湿器の使用は必須であり，呼吸回路内への水の流出やスイッチの入れ忘

れに注意する．

マスクなどの換気補助具による呼吸管理（NPPV）

1）概説

　Non-invasive positive pressure ventilation（NPPV）は，マスクなどを介在させて陽圧換気を行う呼吸管理方法であり，その装置はレスピレーターではなく，換気補助具とよばれる．NPPV と胸郭外陰圧換気を併用する呼吸管理方法は Non-invasive ventilation（NIV）である．

2）適応

　NPPV は，家族が気管切開や気管内挿管を望まない場合に実施されることが多いといわれている．急性期小児 NPPV 研究会によると，神経筋疾患や染色体異常症など予後不良な慢性的呼吸不全の急性増悪や重症気管支喘息発作あるいは重症 RS ウイルス細気管支炎など慢性閉塞性肺疾患（COPD）に類似した病態，抜管後の再挿管回避などに NPPV が選択されることが多いと思われる．

3）基本設定と注意事項

　閉塞性無呼吸の症例では CPAP モード，中枢性無呼吸または肺胞低換気の症例では BIPAP モードが基本設定である．定期的に無呼吸の有無を確認する必要がある．嘔吐があれば，直ちにマスクをはずして吐物の誤嚥を防ぐ必要がある．唾液のような口腔内分泌物は通常は誤嚥の原因としては少ないとされている．NPPV を適切に行っても酸素化が改善しない時は，入院適応があると考えるべきである．NPPV で呼吸状態が改善しない場合には，気管切開や気管内挿管を行う必要があり，事前に家族への説明と同意を得ておくことが必要である．説明と同意の有無の確認は，病態の変化に応じて何度でも行うべきである．病態を把握して施行・管理することが重要であることはいうまでもない．

5 在宅における小児の栄養管理

1) 食の意味と栄養管理

　食は生命を維持するために必要なエネルギーと栄養素を体内に取り込む手段であると同時に，食べる喜びを得るための手段でもある．美味しいものを家族と共に食することは，小児にも成人，高齢者にとっても喜びであり，心の健康と平穏を得る重要な手段としての意義がある．したがって，患児の食事の時間は家族の食事の時間に合わせるなど，生理的な食事の時間を無視しないことが必要である．

　栄養面で過不足のない食事を摂ることは重要であるが，患者の摂食・嚥下機能に適した調理形態を整えることも必要である．食べる喜びを得る基本は経口摂取であり，可能な限りそれを優先したい．誤嚥リスクの考慮は必要だが，胃腸機能の低下も含め，医学的・心理的・栄養学的な立場からトータルに考えた食を実現する必要がある．

　訪問栄養士による食生活に関する提案を「栄養指導」という形で医療保険（健康保険）を利用して行うことも有用である．患児の家族からの要望を受けた医師が訪問栄養士に対して訪問栄養指導指示書を作成する．家族からメディカルソーシャルワーカーや訪問看護師などの医療職を通して医師にその作成を依頼することもできる．訪問栄養士は，市区町村の栄養士会に問い合わせるか，日本在宅栄養管理学会のホームページで実施機関を探すことができる．地域の保健所ないし保健センターで栄養士による訪問を行っている場合もある．ただし，訪問栄養士の絶対数が少なく，その確保が難しい地域も少なくない．

2) 小児に対する栄養投与法の基本

　栄養摂取量は，厚生労働省が示す「日本人の食事摂取基準」を参考に病態や成長速度に合わせて決定する．寝たきりの重症心身障害児の基礎代謝量は健常児の約80%，必要エネルギーは約60%との見解もあるが，病態による個人差が大きく，この考え方は決定的なものではないとする意見が

多い．そのため，「日本人の食事摂取基準」に活動係数やストレス係数を考慮して算出するという考え方もあるが，係数の設定基準も十分なエビデンスがあるとはいえず，筋緊張や皮下脂肪量の変化，移動能力の程度，刺激に対する反応性，呼吸機能，経口摂取の可否などの病態や身長・体重の変化などを考慮して，栄養摂取量を適宜変更する必要がある．栄養管理を行う際には，絶えず変化する子どもの栄養状態を評価することが必須である．

ビタミンやカルニチンあるいは鉄分，亜鉛などの微量元素の投与も考慮すべきである．これらが不足することで，味覚障害や末梢神経障害のほか，多動傾向やうつ，あるいはイライラなどの精神症状を呈することもある．

人体にとって健康を維持する上で有益なプロバイオティクスである腸内細菌叢とその増殖に有用なオリゴ糖などの多糖類や食物繊維などのプロバイオティクスを考慮した食品を利用することも必要である．

投与方法は，上述のように経口摂取が基本であるが，それが困難な場合には経鼻カテーテルなどによる経腸栄養を試みる．小児用経腸栄養剤を活用することが望まれる．消化吸収障害が存在する場合には，小児用成分栄養剤を用いる．病態に応じて，ED チューブや胃瘻の増設，経胃瘻的空腸チューブ留置あるいは腸瘻を考慮することも必要となることがある．腸瘻の管理は，胃瘻の管理と大きく変わることはない．

経腸栄養剤は，ナトリウム，ヨード，セレン，クロム，モリブデン，カルニチンなどの含有量が少ないものが多い．ナトリウム，ヨード，セレン，クロムは昆布などの海草に多く含まれることから，昆布茶を経管栄養剤を注入した後に注入すれば，香りも楽しめ，栄養補給にもなる．また，大豆などの豆類には亜鉛やモリブデンが含まれ，わかめの味噌汁やしじみの味噌汁から具を取り除いたものを注入するのもよいと思われる．肉類を焼いた時にフライパンに残る肉汁は，脂肪分とともにカルニチンを補うために役立つとする成書もある．肉汁と食物繊維が豊富な野菜ジュースを混合して注入することも，有用な方法であると思われる．果物ジュースはナトリウムやカリウム，食物繊維の補給源にもなり得る．

また，経腸栄養管理中の重症児のカルニチン欠乏症にはL-カルニチン製剤の投与が安全かつ有効であり，高アンモニア血症の改善は血中カルニチン濃度の安定化の指標になり得るとの報告（日本小児科学会雑誌. 2016; 120: 1214-9）もある．

　経腸栄養で十分な栄養補給ができない場合は，小児用末梢挿入式中心静脈カテーテル（PICC）を用いた栄養（中心静脈栄養TPN）の適応があると考えられる．アミノ酸製剤は小児用製剤であるプレアミン-Pの使用が原則であるとする成書もある．

　胃瘻を含む，経腸栄養を行う際，液体の栄養剤によって，胃食道逆流現象，下痢，ダンピング症候群などの弊害が起こりやすく，その対応策として半固形状流動食が小児でも有用である．本来は経口摂取する栄養バランスを整えた食事をミキサーやブレンダー，フードプロセッサーなどを用いて半固形状にしたミキサー食を胃瘻から注入すると，便性が改善するばかりでなく，微量元素の欠乏を予防し得る，肌つやや毛髪の質の改善など栄養状態の改善が認められることや小児の心理的な発達や情緒の安定にも役立つ可能性を示唆する報告（小児内科. 2015; 47: 2089-94）もある．

　なお，小児在宅医療における経管栄養の保険請求の方法は，在宅小児経管栄養法指導管理料として定められており，成人とは異なる点については留意する必要があろう．

消化器の問題とその対応

1）胃食道逆流症

　長期にわたる寝たきりの状態により，胃結腸靱帯，胃後腹壁靱帯，胃脾臓靱帯など胃を固定する靱帯がゆるみ，長軸方向への胃の軸捻転を起こすことが少なくない．また，食道裂孔ヘルニアがある場合には，その影響も受ける．横隔膜の挙上も消化管の位置異常に影響を与える．牛角胃とよばれる胃の変形が見られることもある．これらの変化は消化管造影検査や腹部CT検査によって評価可能であり，逆流を防止しやすい体位の決定に有用である．胃食道逆流現象は，重度脳性麻痺児のほか，重度精神遅滞児や

抗てんかん薬を内服している精神遅滞児でも多くみられるとされる.

本症は，消化器症状のほか，逆流性喉頭炎，喘鳴や嗄声，慢性咳嗽など非定型的な症状を呈することも多く，喘息などの気管支疾患との関連性が認められるほか，無呼吸やチアノーゼなどの急性呼吸・循環不全の原因にもなることが知られている.

診断には，24時間食道内pHモニタリング検査や上部消化管造影，内視鏡検査が用いられることが多く，有用である．治療としては，誘因となる気道閉塞への対応，高い筋緊張の緩和，体位・姿勢管理，低残渣食の少量頻回投与，空腸チューブによる栄養投与，排便の促進，食道粘膜を障害する可能性がある薬剤の投与回避，治療薬としてプロトンポンプ阻害剤（PPI）やH$_2$受容体ブロッカー，粘膜保護剤，バクロフェン，モサプリドクエン酸水和物，六君子湯などの投与に有効性が認められている．また，消化器外科において噴門形成術が行われることもある.

2）イレウス

イレウス，つまり，腸閉塞の主要な症状は腹痛，嘔吐，腹部膨満であるが，複雑性イレウスでは腹部膨満が著明ではないことも少なくない．病変のある部位が上部消化管の場合には嘔気・嘔吐が強いことが多く，胆汁性吐物がみられる．下部消化管では嘔吐は強くない傾向があるが，吐物に便臭が混じる傾向がある．単純性イレウスでは腹部の打診で鼓音を呈し，聴診では振水音や流水音が聴取される．麻痺性イレウスでは，腸管の蠕動音が減弱ないし消失する．複雑性イレウスでは強い圧痛が限局性に認められる傾向にある．イレウスは腹膜炎を合併することがあるが，障害児では触診をしても筋性防御などの腹膜刺激症状の把握が困難なことが少なくない.

立位または座位での腹部X線でニボー形成（いわゆる鏡面像）が認められれば，診断は容易であるが，ガス像が明らかではない場合など緊急腹部CT検査が必要なこともある．臥位でのX線像で，腸管の異常拡張・腸管襞の拡大などイレウスに特徴的な所見が認められることがあり，撮像は臥位と立位または座位を合わせて行うことが望ましい．また，在宅医療

では，小型超音波装置により腸管の拡張，腸管内の液体貯留，腸管壁の肥厚あるいは腹水を観察できることがあり，診断の補助となり得る．消化管造影や大腸内視鏡検査も有用であるが，在宅医療で行うのは難しく，疾患を疑えば入院による精査が必要である．

　電解質異常や敗血症を合併することがあり，呼吸機能・心機能・腎機能にも影響を与える重篤な病態であるとの認識が必要である．

　単純性イレウスや麻痺性イレウスに対しては，治療は絶飲食と輸液およびチューブやイレウス管に減圧療法が基本となるが，大建中湯が有効なことがある．麻痺性イレウスにはパンテノール，パンテチン，プロスタグランディンF2αやネオスチグミンなども有効である．複雑性イレウスは外科的手術対応が必要である．複雑性イレウスかどうかの鑑別が困難な場合にも手術適応がある．

　イレウスは予防が大切であり，プロバイオティクスの投与，十分な水分摂取，食物繊維の摂取など栄養面の見直しや抗けいれん薬や向精神薬の影響を考慮する必要がある．

　腸管回転異常により，年長児以降になってから腸捻転による絞扼性イレウスを発症する症例もあり，注意を要する．また，重度の空気嚥下症（呑気症）によってイレウスや腸管壊死・穿孔を起こすことがあることも知られている．異食症や高度の便秘がイレウスの原因になることもあり，便秘対策は重要である．

7　てんかんとその対応

1）てんかんの種類と治療の基本

　てんかんは，脳の全体の異常興奮から発作波が生じる全般性てんかん（全般性発作）と脳の一部の異常興奮から生じる局在性てんかん（部分発作）に大別される．発作は，けいれんだけではなく，意識障害や胃腸機能あるいは自律神経系機能の異常として観察されることもある．また，意識消失を伴う常同運動・常同行為もてんかん発作の一つであることが少なくない．てんかんの診断は症状を詳しく観察することが最も重要であるが，

第2章　小児在宅医療で診る病態と医療ケアの基礎知識　29

これらの症状が本当にてんかんかどうかを鑑別するには，ビデオ映像と脳波を同期させて記録する「ビデオ脳波モニタリング」が有用である．

　てんかんを原因別に分類すると，原因が明らかではない特発性てんかんと原因が明らかな症候性てんかんに分けることができる．全般性てんかんが多い特発性てんかんは治療によく反応し，通常1剤，時に2剤の抗てんかん薬で抑制できることが少なくない．他方，局在性てんかんが多くを占める症候性てんかんは，薬物治療の効果が十分ではない症例も少なくなく，原因疾患により脳が興奮する部分（てんかん焦点）を手術により切除することで治癒するものも多い．今日，てんかん外科の進歩は著しく，最先端の科学技術を駆使し，神経脱落症状を惹起することなくてんかん発作を消失させることができる症例が多くなっている．しかし，在宅医療を要する重症児に対する手術適応については，異論があると思われる．症候性てんかんは，小児だけではなく，脳梗塞や脳出血，脳腫瘍など様々な原因で成人〜高齢者にも生じ得るものであり，重症児に特有のものではない．

　特発性，症候性には関わらず，全般性てんかんに対する第一選択薬はバルプロ酸であり，局在性てんかんに対する第一選択薬はカルバマゼピンである．若年性ミオクローヌスてんかんに対する第一選択薬はレベチラセタムであるが，わが国では健康保険上，若年性ミオクローヌスてんかんや部分発作（局在性てんかん）に対するレベチラセタムの使用は2015年2月から単剤処方も可能になった．また，ラモトリギンは一部のてんかんを除いて2014年から単独処方が可能である．

2）注意事項

　抗けいれん薬はカルニチン欠乏症を生じ得るもの，葉酸拮抗作用を示すものなどがある．そのため，使用する際には，それぞれの薬剤の特性を知って，栄養管理に反映させる必要がある．ゾニサミドやトピラマートは発汗障害を惹起し，室内でも熱中症を発症する要因になり得る．薬物治療を1〜2年工夫を凝らして行ってもてんかん発作をコントロールできない場合には，てんかん外科に手術適応を検討してもらうコンサルト依頼を積極的に行うべきである．一般的な小児科医や内科医は手術適応をてんか

ん外科医へのコンサルト抜きで評価する立場に立てることは，てんかん外科医とチームを組んでいる小児神経科医を除けば，通常はないと考えるべきであろう．また，薬物によっててんかん発作が抑制されたとしても，その治療によって患者にとって"別の困った問題"が生じている場合は，治療は成功しているとはいえないことも認識しておく必要がある．

8 在宅における小児の腹膜透析

1) 血液透析

血液透析に代表される小児急性血液浄化療法および慢性腎疾患などに対する小児慢性血液浄化法は，1980年代後半以降に日本でも実施されるようになり，今日では標準的な治療法の一つになったといわれている．在宅医療では，急性期の治療を病院で終えた児の継続的治療や慢性腎疾患や代謝性疾患，肝疾患などの腹膜透析が行われることが多い．もちろん，通院による血液透析を要する例も少なくないが，ここでは腹膜透析に関する要点を簡潔に述べておくこととする．

2) 腹膜透析

腹膜透析は，その効果は緩徐ではあるが，循環動態への影響が少なく，小児に対する治療法として有用性が認められている．ただし，乳酸代謝異常とその疑いがある児では禁忌であり，先天性代謝異常に伴う高アンモニア血症に対する治療法としては有用性が乏しく，推奨されていない．通常使用される輸注用ポンプを使用しない場合，停電があっても実施できる点は有用性があるといえる．また，抗凝固剤を必要とせず，低出生体重児や重症障害児にも実施可能である．

3) 腹膜透析法の概要

持続注入腹膜還流法が在宅医療で用いられることはあまりないようである．腹膜透析は入院にて腹膜透析カテーテルの留置が全身麻酔下で行われ，導入される．カテーテルの種類は体格によって決められる．体液程度

に加温した透析液が使用される．導入期は疾患により，体重 1kg 当たり 10 〜 20mL の透析液が使用される．透析液の注入は 5 〜 10 分程度，貯留時間は 40 〜 70 分程度，廃液時間は 5 〜 15 分程度であり，1 サイクル 1 時間とされることが多く，長くて 1 時間半である．在宅にて腹膜透析が行われることがあるのは，安定維持期である．この時期では，適宜時間を変更・延長して行われることが少なくない．透析液としては，医師の指示により，ダイアニール N PD-2 2.5 あるいはプロテアミン 12X のいずれか，または両者の混合液が使用される場合やサブラット BSG やプレアミン P あるいはこれらの混合液やレギニュールが使用される場合もある．

発熱と急性感染症への対応

1）発熱時の対応

重症度の高い基礎疾患がある在宅医療対象児は，一般に体力がなく，発熱などにより容易に強く消耗し，感染症に罹患すると重症化しやすく，二次感染の頻度も高い．そのため，発熱に際しては基礎代謝の負担軽減を目標に解熱剤の早期使用が推奨されることが多い．解熱剤の第一選択はアセトアミノフェンで，10mg/kg/回を 6 時間以上の使用間隔をおいて，1 日 3 回まで，坐剤または内服にて投与される．

2）急性感染症への対応

感染症は，気道感染症が最も多く，ウイルス感染の場合にも常在菌として検出される MRSA や緑膿菌，セラチアなどが病原性を示すケースも少なくない．早めの抗菌薬投与が必要であるとする意見が多いが，全身状態が悪化する傾向を認めれば，入院加療を考慮すべきである．特に，嚥下機能に問題のある児では誤嚥性肺炎の発症も考慮する必要があるが，すべての在宅患児にその可能性があることは知っておくべきであろう．経皮酸素飽和度の測定も，重症度判定に有用である．

3）家族の健康管理の重要性

　免疫機能が低下していることが多い重症在宅児が，インフルエンザなどの流行性疾患に家族を介して感染し，重症化することも少なくない．したがって，予防接種も含めて平素から家族の健康管理・指導にも気を配っておく必要がある．

10 比較的高い頻度でみられる泌尿器疾患とその対応

1）神経因性膀胱

　重症心身障害児に見られる神経因性膀胱の症状としては，尿閉と残尿，頻尿が多いとされる．尿閉は放置すると膀胱尿管逆流現象により水腎症となり，腎機能障害を起こし得るため，導尿を行わざるを得ない．薬剤としては，ハルナールＤやフリバス，ユリーフなどの α_1 ブロッカーを使用するが，低血圧の発生に注意が必要である．また，保険診療上，これらの薬剤は前立腺肥大症の存在が保険診療上の前提となることに注意が必要である．残尿は尿路感染症や膀胱結石のリスクとなり，小型エコー（いわゆるポケットエコー）が診断に有用である．この検査は，尿路結石や水腎症に対しても有用である．残尿には薬剤の管理上の制約がないベサコリンが使われることが少なくない．頻尿の場合は，過活動膀胱として，バップフォー，ベシケア，ポラキスなどの抗コリン薬が使われるが，口渇，便秘，麻痺性イレウス，緑内障などの副作用に対する注意が必要である．

2）尿路感染症

　寝たきりの患児は，神経因性膀胱や便などによる局所の汚染などが関与して尿路感染症を繰り返すことが少なくない．クランベリー（こけもも）ジュースが尿路の粘膜表面に細菌が付着するのを防ぎ，尿を酸性にすることで尿路感染症を予防する効果が期待できるといわれた時期があったものの，十分なエビデンスは得られていない．尿路感染症の診断については，臨床症状とともに尿試験紙で白血球エステラーゼと亜硝酸塩がともに陽性であれば，感度75％，特異度82％で尿路感染症であると診断できると

いわれている（NEJM. 2012; 366: 1028-37）．ただし，腎盂腎炎を疑う場合には，全例で起炎菌を同定するための尿培養検査が必要であるとされる．

比較的高い頻度でみられる運動器疾患とその対応

1）骨折

重症心身障害児の場合，痛みを訴えない，あるいは，痛みに対する反応が乏しいケースが少なくなく，表現力が稚拙で周囲の人々が痛みの訴えに気付けないこともある．そのため，骨折が発見されにくい．原因が明らかではない発熱，不機嫌，食欲不振あるいは不眠や貧血の原因が骨折であることも稀ではなく，全身状態の限ない観察が骨折の診断には必要である．特に，限局性の圧痛が認められた場合，限局性の腫脹や熱感を認める場合，骨折を疑う必要性が高いと考えられる．一度のX線撮影では骨折が明らかではないこともあり，繰り返し，2方向以上の撮影を行ってようやく診断できる事例も少なくない．寝たきりの症例では，大腿骨骨折が多いとされる．

2）骨粗鬆症

骨密度検査により，YAM（若年成人平均）％が80％以上を正常，70〜80％を骨量減少，70％未満を骨粗鬆症と診断する．骨密度検査法には，DXA法，踵骨超音波骨密度測定法（QUS法），定量的CT法（QTC法），RA法（MD法およびDIP法）がある．

骨代謝マーカーは，血清マーカーには日内変動はほとんど認められないが，尿中マーカーは日内変動が大きいため，通常は朝食前の早朝第2尿を採取して測定する．マーカー測定の保険適応は，治療開始前と開始後6カ月以内の測定が認められている．

重症心身障害児では，高代謝回転型骨粗鬆症が多く，骨吸収が亢進しているため，骨吸収抑制剤による治療が第一選択になることが多い．

3) 変形拘縮・側彎症

　脳性麻痺に多く認められるという印象はあるが，実際には様々な疾患において側彎症や関節の変形拘縮は認められる病態であり，特に寝たきりの患児では変形による呼吸機能の低下など全身的な影響をもたらすという点で注意が必要である．

　筋緊張が高い場合だけではなく，低い場合にも変形は生じ得るので，座位でのポジショニングの工夫や長時間の座位保持は避けるなどの配慮が必要である．

　筋緊張の強い症例に対するストレッチなどによる理学療法も行われるが，変形拘縮の進行を抑制するのは難しい．また，新しい素材の開発により，近年ではコルセットによる変形防止も再評価されつつある．手術療法も選択されることがあるが，合併症や様々なリスクを勘案して消極的な意見も少なくない．

　ボトックス療法も行われるようになっているが，今のところは十分なエビデンスの蓄積があるとはいえない状況である．脳性麻痺患者に特に多い変形性頸椎症に関しては，日本整形外科学会によるガイドラインに基づいた対応が一般的に行われている．

　フェノバルビタールやダントロレンナトリウム，塩酸チザニジンのほか，ベンゾジアゼピン系薬剤，抗コリン性抗パーキンソン病薬，抗精神病薬などが筋緊張緩和剤として用いられることがあるが，いずれの薬剤でも呼吸障害や嚥下機能障害を生じるリスクがある．

比較的高い頻度でみられる皮膚科・眼科・耳鼻咽喉科・精神科疾患などとその対応

1) 皮膚科疾患

　足や爪の白癬症はしばしば認められるが，抗真菌薬の外用と爪を切る，皮膚を清潔に保つなどの基本的なケアで十分である．陥入爪は外反母趾を増悪させるため，爪を短く切り過ぎない，切った角を丸く削るなどの予防策をとる．陥入爪の治療は，ステロイド外用剤や石鹸成分を含んだ温浴，コットン充填固着法などの保存的治療を優先し，高度な場合には，爪の部

第2章　小児在宅医療で診る病態と医療ケアの基礎知識　35

分剥離後にフェノールを塗布するか，爪を完全に除去する外科的切除を行うこともあるが，合併症が多く，外科的処置は行わない傾向にある．鶏眼などの角質化による皮膚病変はスピール膏でふやかすか，やすりで削る方法が推奨されている．脂漏性湿疹はスキンケアとニゾラールローションが有効である．乾燥性皮膚炎には，保湿剤の外用で対応する．

2）眼科疾患

乾燥性角結膜炎には対症療法としてフラビタン点眼液やヒアレイン点眼液などの角膜保護剤を複数組み合わせて点眼する．外傷性白内障や網膜剥離，緑内障に対しては眼科医へのコンサルトが必要となる．

3）耳鼻咽喉科疾患

栄養チューブやネーザルエアウェイが慢性副鼻腔炎を惹起することがあり，チューブの留置位置を定期的に変更することで，予防が可能である．慢性副鼻腔炎の診断は，X線検査やCT検査，MRI検査などの画像検査で可能であり，必要に応じて抗菌薬を使用する．アレルギーが関与している場合，抗菌薬が無効のことが少なくない．耳垢は，通常は除去する必要はなく，耳垢塞栓を形成した場合は，耳垢水を使って少しずつ除去することで対応可能である．

4）精神科疾患

精神科疾患として最も頻度が高いのは，不眠症であり，その原因の多くは睡眠リズムの乱れであると考えられる．ラメルテオン（商品名：ロゼレム）は，概日リズムの乱れを修正し，就寝前の投与で総睡眠時間の増加や入眠潜時の短縮効果が認められるといわれている．しかし，小児では安全性の確認や適切な投与量が確定されておらず，慎重な使用が必要であると思われる．また，興奮や自傷他害に対しては，日本精神科救急学会によるガイドラインに沿って，レボメプロマジンやハロペリドールなどが投与されることがある．

やむを得ず身体抑制を行う場合には，深部静脈血栓症や肺塞栓あるいは

JCOPY　498-14556

閉塞性呼吸障害の発生に注意する必要がある．これらの疾患は，身体拘束のほか，向精神薬の使用や脱水，長期臥床や肥満によっても発生リスクが高くなり，弾性ストッキングの使用など，平素からの予防対策が必要である．

13 在宅医療を必要とする小児への予防接種

1）予防接種の必要性

在宅医療を必要とする小児の合併症としての感染症を予防し，良好な経過を維持するためには，健康小児と同等以上に予防接種の必要性がある．重症の小児に対しても基本的な注意事項を遵守すれば，すべての予防接種は健康小児に対して行う場合と同等の安全性をもって実施可能である．また，同時接種が制限されるワクチンはなく，すべてのワクチンをすべての組み合わせで実施可能である．同時接種されるワクチンの本数には制限はないが，通常は3〜4種類のワクチンの同時接種が行われることが多いようである．個々の患児に必要なワクチンの接種計画を定期接種や推奨接種として決められている接種時期に接種できるように個別の接種計画を立てる必要がある．

2）予防接種ガイドラインなどに基づく接種

在宅医療を受けている小児に接種を実施する場合も，接種する医師が保護者に対して個々の予防接種の必要性，副反応，有用性について十分な説明を行い，接種する同意を得ることが基本かつ重要な事項である．その上で，接種後の発熱，けいれん，状態の変化などがあった場合の対応について，十分な指導をしておくことが必要であり，予防接種ガイドライン（参考文献17）にもこれらのことが求められている．

コントロールが良好なてんかんのある児では，最終発作から2〜3カ月が経過し体調が安定していれば，すべてのワクチン接種が可能であるとされている．また，他のてんかんでも，病状と体調が安定していると医師が判断した場合にはすべてのワクチンの接種が可能であるとされている．

第2章　小児在宅医療で診る病態と医療ケアの基礎知識　37

　早期産児・低出生体重児は，接種時期は暦年齢に従い，予防接種はワクチンの接種量を含めて一般小児と同様に実施することとされている．

　神経筋疾患がある児や発育障害が明らかな児も，状態が安定していると判断できれば接種はどのワクチンでも可能である．

3) 副反応とその対応

　予防接種の副反応による発熱は，偶発的な感染症による発熱と鑑別が困難な場合も少なくないが，発熱や接種部位の硬結や発赤の出現は最も多い副反応であるといわれている．弱毒生ワクチンでは，その疾患の症状が軽度ながら出現する場合もある．アナフィラキシーや蕁麻疹など明らかなアレルギー症状が出現するのは稀ではあるが，エピネフリンやステロイド，抗ヒスタミン薬や蘇生用マスク＆バッグは備えておくとよいと思われる．高熱が出る場合，児に苦痛が認められれば，アセトアミノフェンを処方することを考慮してよい．接種による副反応とともに，期限切れや接種量の誤りなどの誤接種については接種事故として各市町村の担当部署に届け出ることが義務化されている．また，ワクチンの管理も定められた方法を厳守しなくてはならない．

14　在宅小児医療で使用されることがある主な漢方製剤

1) 小児在宅医療と漢方製剤

　漢方薬は患者の証に合わせて選択して治療に供する随証療法が基本である．一般的な漢方薬の教科書には一般的な患者の証についての解説が書かれているが，重症心身障害児の証は必ずしも一般小児や成人と同じであるとは限らないこともあり得る．しかし，筋緊張が高まる疾患や逆に低下する疾患など，症状そのものが疾患や患者の証と密接に関わっていると解釈することも可能であり，各障害や病態がもつ特徴を正しく理解し，個々の患児の状態を把握できるようになれば，在宅小児医療の現場でも漢方製剤を有効に活用することは可能であると思われる．

　また，抗けいれん薬など様々な薬剤を処方されている患児も少なくな

JCOPY 498-14556

38 ■ 小児在宅医療・訪問リハビリテーション入門

く，できるだけ作用の穏やかな薬剤を使用したい，副作用を少なくしたいなどという家族のニーズに応えることや，薬剤コストの低さという点でも漢方製剤を活用する意義は少なくないと思われる．ここでは，比較的使用されることが多いと思われる漢方薬のいくつかについて簡単な解説を加えておくこととする．

2）大建中湯

　腹部の冷え，膨満，下痢による腹痛などを訴える中間証から虚証の人が対象となる漢方製剤である．山椒，乾姜，人参，膠飴からなる．薬理作用として，消化管粘膜の EC 細胞からサブスタンス P やセロトニンを放出させ，セロトニン受容体を介したアセチルコリン遊離促進作用によって平滑筋を収縮させることが知られている．また，消化管粘膜上皮細胞からのモチリン分泌を促進して消化管を収縮させる作用，バニロイド受容体を介した消化管運動亢進作用，カルシトニン遺伝子関連ペプチドの放出促進作用とアドレメデュリン産生・遊離促進作用による腸管血流増加作用，胃腸粘膜に対する直接的刺激作用をもつことが確認されている．

　これらの作用により，術後イレウス，術後便通異常などに外科領域で積極的に使用されている．障害児や高齢者の便秘やイレウスへの対策にも有用であり，比較的服用性もよい．稀に肝機能障害が出現するので，検査は必要である．一般に，小児の習慣性便秘の治療では，排便は学習により獲得されるものであることを強調した家族指導と，3 カ月以上の排便訓練に浣腸や内服薬を併用し，改善すればその併用を徐々に中止する．大建中湯は朝夕の分 2 投与で排便を促進する効果が認められ，浣腸回数の減少や治療期間の短縮に役立つことが知られている．

　なお，便秘に対しては，麻子仁丸や潤腸湯，大黄甘草湯なども使用される．

3）六君子湯

　食欲低下，消化管機能の低下，舌の白苔などを目標に，主に虚証を示す患者に対して処方される漢方製剤である．めまい，手足の冷え，嘔気，胃

第 2 章　小児在宅医療で診る病態と医療ケアの基礎知識　39

もたれを訴える虚証傾向にある中間証の患者にも適応があるとされる．蒼朮または白朮，人参，半夏，茯苓，大棗，陳皮，甘草，生姜からなる．下部食道のクリアランスの改善，胃排出能亢進作用，胃適応性弛緩亢進作用，上部食道収縮圧上昇作用，胃粘膜血流改善効果，胃粘膜潰瘍治癒促進効果が認められている．消化管粘膜細胞からのグレリン分泌促進による胃の運動亢進作用や胃酸分泌亢進作用があり，これらの作用により食欲低下に対する改善効果があると考えられている．

　なお，注意欠如・多動症治療薬であるストラテラやコンサータの副作用による食欲不振に対しても，六君子湯は有効である．

4）半夏厚朴湯

　不安，不眠，喉のつまり感などを目標に中間証から虚証を示す患者に対して処方される漢方製剤である．気管支炎，気管支喘息，消化不良，不安神経症，強迫神経症，うつ状態，神経性胃炎のほか，上気道炎や浮腫などに使用されることもある．半夏，茯苓，厚朴，蘇葉，生姜からなる．胃酸分泌抑制作用，消化管運動促進作用，神経ペプチド作動神経刺激作用による咽喉頭異常感の改善作用，神経性食思不振症の改善効果，睡眠障害の改善効果，パーキンソン病患者における嚥下反射の改善，消化不良の改善効果が報告されている．唾液のサブスタンス P 様活性を有意に上昇させる効果と嚥下反射反応時間の短縮効果も報告されており，脳血管障害患者に対するランダム化比較試験により誤嚥性肺炎発症の相対リスクを減らしたとの報告もある．誤嚥性肺炎の予防には，口腔ケアの励行とともに半夏厚朴湯の服用が効果的であると期待できる．

5）抑肝散

　不安，興奮，入眠困難，熟眠障害，手足のふるえ，眼瞼けいれんなどを目標に中間証から虚証を示す成人・高齢者患者および実証を示す若者や小児の患者に対して処方される漢方製剤である．蒼朮または白朮，茯苓，川芎，釣藤鈎，当帰，柴胡，甘草からなる．脳内興奮性神経伝達物質の一つであるグルタミン酸の放出抑制作用，グルタミン酸放出抑制トランスポー

JCOPY　498-14556

ターの賦活作用があり，グルタミン酸の細胞間隙量を減少させることが実証されている．セロトニン受容体のパーシャルアゴニスト作用，ダウンレギュレーション作用によるセロトニン神経系の抑制作用を示す可能性も報告されている．認知症に伴う精神行動障害症状や衝動性の抑制に有効で，チックや抜毛症，摂食障害などにも有効性が確認されている．胃腸障害を伴うなど，より虚弱な患者に対しては，日本で開発された抑肝散加陳皮半夏が使用されることが少なくない．また，柴胡加竜骨牡蠣湯は自閉症の興奮やパニック障害，小児夜尿症，神経衰弱，小児夜驚症あるいはレム睡眠行動異常症にも有効である．

15 在宅医療のための臨床検査

1）保険診療の変遷

昭和61年に診療報酬体系に訪問診療の概念が導入されて以来，ゆっくりとではあるが訪問診療に対する評価が高まり，平成28年度の診療報酬改定では小児在宅医療に積極的に取り組んでいる医療機関を評価する観点から，機能強化型の在宅支援診療所および在宅療法支援病院の実績要件として，看取り実績だけでなく，重症児に対する医学管理の実績が評価されることとなった．つまり，在宅医療における適正な臨床検査を計画的に実施し，重症児の在宅医療を効果的に実施していくことが評価されるようになったと言える．

2）在宅医療で必要な主な検査項目の具体例

- 慢性期：肝機能，腎機能，糖・脂質代謝検査，末梢血液像，薬物血中濃度など
- 急性期：末梢血液像，CRP，プロカルシトニン，血液凝固機能，肝機能，腎機能など

いずれの場合も，検体を正しく取り扱わないと正しい検査結果が得られないことがあるため，医療従事者は個々の検査の検体の取り扱いに習熟しておかなくてはならない．

第 2 章　小児在宅医療で診る病態と医療ケアの基礎知識　41

3) 在宅医療で実施可能な検査方法

　POCT（point-of-care testing）とよばれる持ち運び可能で電池などで駆動できるドライケミストリーなどを応用した携帯式検査機器が多数開発されている．POCT に対応していない検査は，検体の採取・保存方法に留意して，医療機関に検体を持ち帰って検査を実施することが可能である．もちろん，必要に応じて外部の臨床検査会社に検査実施を委託可能である．また，感染症などの迅速検査キットも在宅医療に持ち込み可能なものが少なくない．いずれにしても，在宅医療に臨床検査技師の参加も必要であり，在宅医療がチーム医療であることを認識すべきであると考える．

4) 在宅で検査を行うことのメリット

　異常をいち早く詳しく評価することで，迅速な医療対応が可能となることが最も大きなメリットである．同時に，それは患児とその家族に安心と信頼感，満足感を提供することにもなる．連携する病院への入院依頼のための診療情報提供書にも検査結果を反映できることは，効率的な診療連携に繋がる大きなメリットである．

16　小児在宅医療における感染対策

1) 家族の疾病予防

　病児に対する予防接種についてはすでに述べたが，家族，特に兄弟に対しては予防接種で予防が可能な疾患に関しては，積極的に予防接種を行う．患児への感染症の曝露の機会を減少させるためには，家族全員で接種することが望ましい．また，日常生活習慣として，家族に手洗いやうがいの励行，口腔ケアなどの感染対策も指導しておくべきであると考えられている．

2) 医療関連感染症

　在宅医療においても，人工呼吸器関連肺炎や中心静脈カテーテルに関係した感染のリスクが増加している．主たる介護者である家族に対し，これ

JCOPY　498-14556

らの医療機器に関する取り扱い方法や清潔の維持方法について，きちんと指導・教育を行う必要がある．それには，口腔ケアや手指衛生の徹底や環境整備，物品管理における衛生管理をも含む指導が必要である．感染性廃棄物の管理についても，適切な指導を行う必要がある．

　在宅医療に伴う廃棄物は，「一般廃棄物」として扱うことが法的に定められており，家庭ゴミとして廃棄できる．腹膜透析液のような液体は，通常は下水に流してもよいとされている．だだし，注射針や血糖測定用の採血針は，医療施設や一部の保険薬局で処理する必要があり，家庭ではガラス瓶などの蓋つき容器に保存することが望ましい．

第3章 小児訪問リハビリテーション

小児訪問リハビリテーションの基本

1）小児訪問リハビリテーションと老人訪問リハビリテーションの違い

　医療者の訪問による在宅でのリハビリテーション（訪問リハビリテーションもしくは在宅リハビリテーション）は医療保険が適応されるものと介護保険が適応されるものがある．高齢者を対象とした介護保険法の施行により，介護保険による訪問看護ステーションを利用した高齢者の訪問リハビリテーションが普及した．同時に訪問看護ステーションによる小児在宅患者に対する医療保険を利用した小児訪問リハビリテーションが，地域で暮らしている小児を対象に実施可能になった．高齢者では，医療保険による訪問リハビリテーションは可能であるが，多くの場合，リハビリスタッフや看護スタッフの訪問による介護保険が使用される．医師が訪問して行う医療はリハビリテーションも含めてすべて高齢者も医療保険を利用することになるが，医師が訪問リハビリテーションを自ら実施することは，経済的，時間的，空間的制約から，事実上は困難である．

　医療保険と併用される公費負担は，乳幼児医療証，重度障害医療証による例が多く，次いで小児慢性疾患，自立支援，生活保護であり，公費負担なしでは訪問診療は困難であるのが実情である．

2）訪問リハビリテーションの診療報酬

　医療保険における在宅患者訪問リハビリテーション指導管理料の算定要件は，主治医が「基本的動作能力」「応用的動作能力」「社会的適応能力」の回復を図るためにリハビリテーションが必要であると判断し，かつ，通

院困難な場合であり，疾病名や症状名，障害名に関わる要件は定められていない．

算定可能な対象患者に対して，医師が作成した訪問リハビリテーション指示書に基づいて理学療法士，作業療法士，言語聴覚療法士が患者の自宅を訪問してリハビリテーションを実施して，実際の算定が可能となる．この算定は，実際にこれらの人材を派遣している医療機関が算定する．自分の医療機関で人材を派遣できない医療機関の場合は，それが可能な医療機関に対して，いわゆる紹介状としての診療情報提供書により訪問リハビリテーションの実施について依頼する必要がある．

なお，在宅患者訪問リハビリテーション指導管理料は，1回20分以上のリハビリテーションを1単位とし，一般在宅患者では週6単位まで，退院後3カ月以内の患者では週12単位まで算定できる．ただし，医師が自ら訪問してリハビリテーションを行った場合は，在宅患者訪問診察料に含め，在宅患者訪問リハビリテーション指導管理料は算定しない．

3）訪問（在宅）リハビリテーションの意義

高齢者でも小児でも入院によるリハビリテーションに比べて在宅でのリハビリテーションの実施時間はかなり短い．患者の自宅という限られた空間で，週2回，1回45分程度と病院で行う場合の1/6から1/8にも満たない短時間のリハビリテーションになってしまうのが現状である．

しかし，患児が生活している空間でリハビリテーションを受けることができることは，実際の生活に密着した対応が可能であり，福祉用具の選定や住宅の改修に関する相談を通じて，生活環境の整備や日常生活の改善を実現できるというメリットがあるといえる．

また，訪問リハビリテーションによって身体能力を大幅に改善することはできないものの，身体能力の低下速度を少しでも遅らせることができ，本人や家族の負担を軽減することが可能な介助方法を指導することも可能である．さらには，小児の介護で心身ともに疲れている家族，特に母親にとって有用なレスパイト・ケアの一つとしても訪問リハビリテーションは有用である．

第3章　小児訪問リハビリテーション　45

　近年になって地域に住む在宅医療を受ける子どもたちとその家族からの訪問リハビリテーションのニーズは高まっており，医療依存度が高い重症児からの求めも増えている傾向が全国的にみられるといわれている．また，以前の機能障害への対応を求める姿勢から生活支援の対応を求める質的なニーズの変化も認められるようになっている．

　重症心身障害児とその家族の支援を行うには，その子どもと家族の実生活を直視し，その生活の中での能力や要求，必要性，願望などを環境因子も含めた包括的な評価と支援を行うことが必要であり，姿勢ケアをはじめ，子どもと家族の能力を医療や家族，子ども自身が適切に把握し，信頼関係に基づいた相互協力の上に立って子どもと家族の意思決定を推進していくことが基本となる．つまり，医療者による善意のお仕着せではなく，子どもとその家族の主体的自立性を推進することが大切である．

4) 訪問リハビリテーションを開始するには

　小児在宅医療の重要な目的は，患児を中心にその周囲にいる人々と連携して患児の生活を支え，豊かな生活が送れるように支援することであり，医師はもちろん看護職もリハビリテーションを行う各セラピスト（理学療法士，作業療法士，言語聴覚療法士が主体だが，ときに心理療法士なども必要となる）は，相談支援専門員（ソーシャルワーカー）を通じるなどして，療育施設や教育機関，行政など他の職種の人々と協同で，患児の生活を支えていかなくてはならない．豊かな生活を送るためには，生命の安全，健康維持，社会生活の安定が保障される必要があり，その実現には多くの専門職の協力が不可欠である．在宅小児医療は医療保険の上に成り立っており，普段から患児を診療している医師がこれらのことを考慮してリハビリテーション実施の必要性を判断する．

　訪問リハビリテーションを実施する場合，その依頼先が訪問看護ステーションであれば，「訪問看護指示書」を作成し，訪問看護ステーションに提出すればリハビリテーションを開始できる．病院や診療所による訪問リハビリテーションを依頼する場合は，その医療施設のリハビリテーション担当医に対する「診療情報提供書」を作成，提出することで，担当医がリ

ハビリテーションの各セラピストに「訪問リハビリテーション指示書」を書き，訪問リハビリテーションが開始される．依頼を受けた医療機関の担当医は指示書を書く前に患者を実際に診察し，どのようなリハビリテーションが必要であるか，検討を行う．なお，在宅小児の通所リハビリテーションの開始もほぼ同じ手順であると考えてよい．

5）訪問リハビリテーションの内容

訪問医療に参加するセラピストは前述のように複数の職種がある．患児や家族に心理的なケアが必要な場合には心理療法士や臨床心理士に訪問を依頼することもあるが，人員が少なく，実現が困難なことも少なくない．リハビリテーションのセラピストには，理学療法士，作業療法士，言語聴覚訓練士がいるが，人員は理学療法士が最も多く，訪問リハビリテーションの中心となる職種は理学療法士であることが多い．特に，重症度が高い小児では，関節拘縮や身体の変形を防ぐ必要性が高く，理学療法のみが実施される例も少なくない．

理学療法士によるリハビリテーション（理学療法）の特徴は，筋力を向上させたい筋肉や変形・拘縮を防ぎたい関節の部分的・断片的な訓練を行うことである．作業療法士によるリハビリテーション（作業療法）は一連の作業を行う動作の中で，動作機能を向上させるための全体的な訓練を行うことを特徴とする．訪問リハビリテーションでは理学療法士による訓練が中心となるため，日常生活動作に関するリハビリテーションを理学療法士がカバーする必要になることも少なくない．言語聴覚訓練士は，発語訓練だけではなく，失語への取り組みのほか，摂食・嚥下に関する評価や機能向上を目指す訓練を行う職種であるが，全国的に人員が不足している．

子どもの訪問リハビリテーションは，子どもの疾患，病状，年齢，家庭環境などにより，在宅生活を支援することを目的としており，その具体的な内容は様々である．また，各支援事業所を規定する法律の定めに従って，それぞれの事業所が実施できる支援の内容が規定されているため，複数の形態の事業所が連携して対応しなければならない場面も少なくないことから，より効果的な連携システムの構築が望まれる．

第3章 小児訪問リハビリテーション **47**

　家庭における快適な生活を実現するために環境設定として，寝具やマットレスを確認し，必要に応じてよりよいものへの交換を指導することもある．介護のための器具類の点検，通院のためのチャイルドシートやバギー車の点検・準備も行う．姿勢管理として快適な姿勢を維持するための三角マットやクッションなどの準備も必要に応じて行う．

　セラピストは訪問看護師や家族と協力して呼吸管理にも参加し，過度の筋緊張に対する対応，寝返りや座位保持などの粗大運動の促通，個々の患児の状況に対応した姿勢保持や移動の補助のための道具作りのための情報提供も，主治医と相談の上で，申請手続きの方法，費用や道具の作成手順なども家族に説明する．

　子どもと家族あるいは医療者とのコミュニケーション手段を確保するためのスイッチ器具やタブレット PC などの支援機器の導入を検討したり，より安全で快適な入浴を支援するための入浴補助具を選択したり，架台の高さ調整を行うなどもセラピストが訪問リハビリテーションの一環として行う大切な役割となっている．

　つまり，セラピストは，他の医療専門職と連携して，子どもとその家族の生活支援を推進する担い手として中心的な役割をはたすことが求められている．

6）有用性の高い訪問リハビリテーションを継続するには

　医師は，リハビリテーションの指示書を書けばそれで終わり，ではない．リハビリテーションの効果を自分も目で評価するとともに，理学療法士などのセラピストの評価をケースカンファレンスや日常でのやり取りを通して参考とし，セラピストや訪問看護師などと意見交換をしながら，患児の成長やそれに伴う発達を考慮して，リハビリテーションの計画を協同で修正・変更していく作業を行う必要がある．また，リハビリテーションは単なるマッサージではなく，身体機能の維持や改善などを目標とする手段であることを患児とその家族に理解させるように働きかけることも必要である．リハビリテーションを担当する医師は定期的に患児の自宅に訪問するか，来院が可能な患児の定期的な通院により，リハビリテーションの

JCOPY 498-14556

効果を判定し，全身状態や原疾患の状態や合併症について検討することも大切である．

7）小児訪問リハビリテーションのための地域連携

　小児に対する訪問リハビリテーションの役割は，患児の成長に伴う身体的変化への支援，家族ケアを含めた"生活を支援する"ことである．この実現のために，小児の成長に伴って医療・福祉・教育・行政を含む多様な専門職の協力を得て対応する必要がある．医療に関しては，疾患の専門的側面を扱う医療機関と日常的管理を行う医療機関や一時的な合併症の対応を行う地域の身近にある医療機関との連携が必要であり，訪問看護事業所や歯科診療所あるいは介護サービス事業所との連携も必要になる．

　障害者総合支援法により，2016年4月からすべての障害児（個別給付利用者）に相談支援事業所の相談支援専門員による医療・福祉サービスなどの利用計画立案ができるようになった．訪問セラピストもこの制度を活用し，様々な専門職と連携し効果的な活動を実現できるよう努力する必要がある．

2 発達段階に応じたアプローチ

1）小児訪問リハビリテーションの守備範囲

　在宅患児の生活を支えるためにセラピストが実践すべき守備範囲としての課題は，呼吸機能の安定，食事支援，排泄支援，睡眠・活動・休息という生活リズムの確立支援，姿勢保持・移動能力の確立のための支援，運動発達支援，感覚・認知発達支援，精神発達・情動の安定を得るための支援，安定した日常生活確立のための支援，集団適応能力・社会性の発達支援などがあげられる．

　つまり，社会参加や外出も含め，子どもとその家族の生活とその活動に対して様々な幅広い支援を進めていくことが訪問リハビリテーションの守備範囲となる．

　ところで，小児は障害の有無，程度に関わらず，個々にそれぞれのペー

スで成長・発達を遂げていく存在である．その成長・発達により身体能力や精神能力に改善や進歩が認められることもあれば，新たな変化する問題が認知されるようになることもある．特に，障害の重度重複化を伴う重症児に対する援助は患児の全体像を把握する運動発達に関する細やかな理解と対応が必要となる．常に変化し得る発達を考慮しなければ，適切な支援は実現できない．

2) 障害児の運動発達のとらえ方

　人の運動・発達は民族差のような文化的環境による差のほか，個人差もある．健常小児の発達と重度の障害をもつ小児でも，その発達の仕方は大きく異なる．したがって，健常小児に関する教科書的な発達段階を順番に踏襲するだけの評価や援助プログラムはあまり意味がないと考えるべきである．

　その一方で，小児全般に共通する全体的な発達の個々の要素を知り，それら要素が互いに密接な関係性をもって影響しあい，全体性を構築していくという視点で，個々の患児の発達状況を評価する．ここでいう発達の要素とは，以下の7つである．

①生命維持機能：呼吸，循環，摂食・消化
②運動能力：姿勢コントロール，移動能力，巧緻性
③感覚・知覚機能：探索活動
④知的能力：興味，学習
⑤情緒
⑥社会性・集団適応能力
⑦身体成長

　理学療法士をはじめとするセラピストは，それぞれの要素を総合的に評価し，その評価を基に主に運動能力の発達を促すセラピー，すなわち，理学療法，作業療法という運動療法を行うことが中心となる．もちろん，言語聴覚訓練も運動能力の発達にも寄与するが，訪問リハビリテーションでは，主にマンパワーの供給力を理由に，理学療法が中心となることはすで

に述べた通りである．

　小児の運動発達は，感覚・認知・知的能力・社会性の発達を含めた学習能力向上の基礎となっており，これらのすべてが運動療法の課題であると同時に治療目標となる．

3）発達促進プログラム考案の基本

　患児の体格や栄養状態，生理機能をはじめ，全般的な発達状況を把握し，患児の好きな姿勢，運動パターンや興味の方向性を把握し，患児にとって心地よいリハビリテーション環境を設定することが，発達促進のためのアプローチの第一歩である．リラックスできる姿勢や接し方を模索することも必要である．筋緊張の異常は，疾患とは関係がなく生じることもあり，心理的緊張のみならず，一人遊びを好む傾向のある患児が外的刺激を受け取りにくい場合にも生じることがある．

　個々の患児の発達段階を見極め，その段階と連続性のある運動パターンを練習に加えていくことが必要である．また，姿勢ごとに患児が示す運動パターンを比較することで，運動機能や感覚機能におけるその患児が抱える問題点や援助すべき要素がより適切に把握できる．患児の動きのバリエーションに注目すると，介入のバリエーションを増やすことができることが少なくない．

　運動発達に遅れがある患児であっても，認知機能の発達は月齢相当である場合も少なくない．発達検査ができない状況であっても，それぞれの患児と接していくなかで，患児の反応を見ながらその認知機能発達を評価することも大切である．認知機能を活用して，運動発達面の不器用さを補うような練習を加えていくことも発達の促進に有用である．

　重症児では，機能的治療目標設定が1歳児相当を超えることが困難な症例も多く，装具や姿勢保持装置の作成も含めて，長いスパンで愛護的，予防的対応を念頭に援助を継続していく必要性が高い．

　小児訪問リハビリテーションは，患児とその家族に対する育児支援としての役割も担っている．すなわち，家庭内にある既存の用具，家具などを活用した介助指導により，育児負担を軽減させることが可能であり，疾患

や発達，療育などについての正しい知識の提供や玩具の活用方法の指導，家族の相談に関する情報の整理を家族と共に行うことで，患児にとってよりよい環境調整を実現することが可能となり，患児と家族のコミュニケーション方法を支援することで親子間の愛情形成を促進し，家族や兄弟のための介助方法の伝達・指導を通して家族・兄弟間の絆を深めることが可能となる．

　家庭という安心できる空間は，このようなことを実践するのに相応しい場所であり，そこで支援を行い家族としての機能不全状態に陥ることを回避することも小児訪問リハビリテーションの役割である．

3　在宅摂食嚥下リハビリテーションの考え方

1）小児の摂食嚥下障害

　小児の摂食嚥下障害は，①脳性麻痺や知的発達障害などによる発達遅延や，障害に伴い機能獲得ができていないもの，②機能獲得後に疾病や事故などにより機能を失い成人と類似した様相を呈するもの，の2種類がある．後者には成人に用いられる臨床評価法に準じた評価を用いるが，前者には小児の摂食嚥下機能の発達段階を踏まえた評価を行う必要がある．

2）小児の摂食嚥下訓練に対する基本的な考え方

　食事に対する興味がない子どもは，訓練を拒否する傾向がある．誤嚥と摂食時の姿勢には相関があり，垂直姿勢よりもリクライニング姿勢の方が誤嚥は少ないとされ，姿勢コントロールが重要である．一般的には30〜40°の仰臥位での摂食訓練が推奨されているが，在宅では姿勢コントロールにクッションを利用するなど，病院でのリハビリテーション以上に創意工夫が必要である．成人とは違い，摂食嚥下機能の発達段階を常に考慮すべきである．つまり，通常の発達過程を理解し，子どもがもつ能力を最大限に引き出すことを訓練実施の際の目標とする．また，誤嚥早期発見法の一つとして，パルスオキシメーターを利用する．

　指しゃぶりができて口唇を閉鎖して唾液の処理ができる子どもには，乳

児期から自分で食べることを目標に設定可能である．訓練は，上手に食べさせることよりも，楽しく美味しく食べてもらうことが大切であり，食形態は，安全確保と発達促進の両面から考える必要がある．子どもの摂食嚥下能力を適切に評価し，安全を確保できる範囲でいろいろな食形態にチャレンジさせることは，子どもの能力を引き出し，発達を促進することに繋がる．食形態の選択には，子どもが楽しく食べることと意欲を引き出すことを目標にする．子どもに対する訓練を行いながら，家族に対する食事介助に関する指導や助言も行う．

疾患の重症度が高くてもある程度の摂食嚥下が可能な患児に対しては，「回復」ではなく「今の生活を維持すること」が在宅摂食嚥下リハビリテーションのゴールである．そして，「誤嚥ではなく肺炎の回避」を第二のゴールとする．つまり，「在宅」は「生活の場であること」を第一とし，摂食嚥下機能を維持し，誤嚥をしても肺炎にならないように，栄養状態の維持・改善，徹底した口腔ケア，呼吸理学療法やドレナージを含む呼吸リハビリテーション，投薬内容や摂食量の見直しなど，多職種による協同作業で進めて行くことを考える必要がある．

家族に対しても口腔ケアの重要性とおおまかなブラッシングのポイントを教え，医療者との連携による口腔ケアを進めることは，家族の介護に対する精神的負担を軽減し，信頼関係を構築することにも役立つ．

また，家族にも患児が肺炎になりやすいことを伝えておき，医師に家族が連絡するタイミングなどを指導して，家族がいざという時に落ち着いて行動できるように指導しておくことも必要である．

在宅呼吸リハビリテーションの考え方

1）呼吸障害の特徴

呼吸リハビリテーションの対象となる疾患は，重症の気管支喘息やクループや誤嚥性肺炎など呼吸器感染症の一部，筋ジストロフィーや重度脳性麻痺などの神経筋疾患に伴う呼吸不全が主なものである．

在宅医療を受けている患児は，人工呼吸器を使用している子はもちろん

第3章 小児訪問リハビリテーション 53

のこと, 喀痰が多い子どもも少なくない. また, 筋緊張が強いために呼吸筋と横隔膜の働きが十分ではないことが多く, 低換気による肺活量が減少している児が多い. そのため, 中枢性・閉塞性・拘束性の呼吸障害が混合し, 浅く速い呼吸を行い, エネルギー消費が大きくなることが多い. 気道感染によって呼吸困難が増悪しやすく, 唾液などの誤嚥によって誤嚥性肺炎など肺組織の損傷を生じやすい. 損傷を繰り返すと, 換気能やガス交換能の障害も悪化するため, 対応が遅れると重篤化しやすい.

舌根沈下や喀痰の増加による上気道の狭窄, 咽頭・喉頭・気管支軟化症, 脊柱側彎症や胸郭変形による拘束性換気障害や下肺野の組織障害・換気障害の併存による呼吸障害の悪化が考えられる.

2) 呼吸リハビリテーション (理学療法) の目標

生命予後に直接的に影響する下気道感染や慢性呼吸不全をコントロールすることが, 呼吸理学療法の目的であり, 急性および慢性呼吸不全への対応を理解し, 喀痰や食物, 唾液などの誤嚥による気道閉塞による無気肺や下気道感染を予防し, 浅く速い呼吸パターンの改善を目標として, 呼吸のしやすさを実現することにより, 肺や胸郭の発育・機能的発達を促進することを基本方針とする.

3) 呼吸理学療法の手技

姿勢管理 (ポジショニング) による体位ドレナージは, 呼吸管理の基本であり, 腹臥位や側臥位により喀痰排泄を促し, 適切な喀痰吸引を行う. 家庭にある枕やクッションを利用して, 頭部が低い位置にこないように工夫し, 鼻汁や唾液, 喀痰などが付着しやすい部分には, シーツ上も含めてタオルなどを敷くなどの留意が必要である. 頭部と体幹部を水平に保つと呼吸が楽にできる児も少なくなく, 個々の児の状況に合わせるよう意識する必要がある. 胸壁を叩く叩打法や胸壁に振動を与える振動法は, 体位ドレナージと併用される. 腹式呼吸や口すぼめ呼吸などの呼吸訓練も行われる.

また, 気道感染症の排痰療法や気管支喘息治療に用いられる吸入療法は

JCOPY 498-14556

ジェットネブライザーや超音波ネブライザー，エアゾールを含んだ吸入気を間欠的陽圧呼吸で吸入させる方法や定量噴霧式吸入薬をスペーサーを用いて吸入させる方法があるが，在宅で最も頻用されているのは，ジェットネブライザーのようである．

5 コミュニケーションの支援

コミュニケーションは，ラテン語の「communicatio コムニカチオ」が語源であり，「分かち合うこと，共有すること」を意味する言葉であり，「意思の疎通，心の通い合い」という双方向性のある情報や意思の伝達を意味する．

コミュニケーションは，それを実現するための言語・聴覚機能に障害がある側よりも，障害がない側にそれを実現させる責任があると今日では世界的に認識されている．

障害者や高齢者などハンディキャップがある人々のために物理的・心理的な障壁を取り払って生活しやすい環境を作っていくことをバリアフリー化といい，それをさらに進めてすべての人に使いやすいように配慮された物づくりを基調とした環境デザインをユニバーサルデザインといい，最初から障壁を作らないという発想である．

小児の言語発達障害は，生活年齢から期待される言語発達が得られていない場合であると定義することができるが，その多くは先天性の障害である．交通事故や脳血管障害あるいは脳炎など生後に生じた要因で言語の障害が生じた場合は後天性言語障害として区別される．障害の有無に関わらず，言語の発達には個人差があり，聴力が欠損している場合には音声による言語の習得は著しく困難である．おとなが子どもにしっかりと関わることは，言語の習得やコミュニケーションの発達に必要であり，言語以外の方法による非言語性コミュニケーションを促進させることも大切である．つまり，音声以外の方法，例えば表情や絵あるいは手の動きなど様々な手段を用いて双方向に交流することが大切となる．

子どもたちの成長と発達を考えたコミュニケーションの支援が大切であ

り，対象となる子どもの能力に応じた手段を用いた支援を行う必要がある．たとえば，コミュニケーション支援機器にも様々なタイプがあり，対象児の能力に応じた機種を選定することではじめて有用な機器として利用できる．ボタンを押して「はい，いいえ」を伝える機器の開発などはその実例である．

　機器が利用できない場合でも，個々の児の特徴・特性をよく観察することで，その児に適した接し方がみつかることもある．例えば，呼吸の変化で表現する子ども，開口と閉口の繰り返しパターンの変化で表現する子どもがいるのは，その例であるといえる．

6　福祉用具の活用

1）福祉用具とは

　"福祉用具の研究開発および普及の促進に関する法律"（福祉用具法）によると，「福祉用具とは，心身の機能が低下し，日常生活を営むのに支障のある老人または心身障害者の日常生活の便宜を図るための用具及びこれらの者の機能訓練のための用具並びに補装具をいう」と定義されている．つまり，福祉用具は日常生活用具と補装具に分類され，それぞれに"日常生活用具の給付等事業"と"補装具費支給制度"が対応する福祉事業として実施されている．

　患児と家族の生活環境の改善のために福祉用具を効果的に活用するためには，患児の心身の状況の把握をしておくことはもちろんであるが，用具を使用する場所など生活環境や購入費用の負担なども把握し，適切な福祉用具の選択と適切な使用を理学療法士や作業療法士などの訪問セラピストが中心になってアドバイスや指導，援助をする必要がある．

　複数の医療機関や療育機関，訪問サービスを受けている患児が多く，各専門職が相互に情報交換・情報共有をした上で，福祉器具を選ばないと，せっかく購入した福祉用具を現実には使用できない，という困った状況が起こり得る．

2) 日常生活用具

日常生活用具とは，①障害者が安全かつ容易に使用できるもので，実用性が認められるもの，②障害者の日常生活上の困難を改善し，自立を支援し，かつ社会参加を促進すると認められるもの，③専門的な知識や技術をもって制作・改良・開発されたもので，一般に普及していないもの，と定義されている．

日常生活用具の給付等事業では，自治体によっていくらかの相違はあるが，日常生活用具には，介護・訓練支援用具，自立生活支援用具，在宅療養等支援用具，情報・意思疎通支援用具，排泄管理支援用具などに分類され，各分類に含まれる物品とその対応年数，支給対象者が自治体ごとに決められており，物品や家族の家計収入額などにより給付額が異なることが多い．収入の規定によって購入費用の多くあるいは全額が自己負担になる場合，福祉用具のリユースやリサイクルの活用が便利である．用具のメンテナンスを訪問セラピストが行って，使用法や掃除の方法などを家族と一緒に確認すると，効果的な使用ができることが多い．一部には医師の意見書が必要な物品もあるが，一般的には日常生活用具は，家族が選定できる．訪問セラピストは，家族や患児に対して，その選定や実際の活用方法やメンテナンスについて，専門職の立場で助言や支援をする必要がある．

福祉用具取り扱い業者に対して，セラピストから日常生活用具について，①患児の心身の状態，②用具の使用目的，③必要な機能，④使用場所，⑤使用する際の介助者についての情報を伝え，それに見合う日常生活用具を家族に紹介してもらうことは，よりよい用具の選定のために有用である．

3) 補装具

補装具とは，①身体機能を補完し，または代替し，かつその身体への適合を図るように制作されたもの，②身体に装着して日常生活または就学・就労に用いるもので，同一の製品を継続して使用するもの，③医師等による専門的な知識に基づく意見または診断に基づき使用されるもの，と定義されている．

第3章　小児訪問リハビリテーション　57

　補装具費支給制度では，国が種目と基準額，対応年数などを定めている．移動の確保や社会的に自立して生活できる下地を身につけることを目的として使用する車椅子や装具，義肢など長期的に身につけて使用するものと規定されている．

　補装具は，18歳までは指定医療機関や保健所で医師等の診断書や意見書に基づいて作成し，適合状態の判定を受ける必要がある．よりよい補装具の作成のため，訪問セラピストは医療機関と連携できるように文書などによる情報提供・情報交換を働きかけることが望ましく，医療機関側も医師等が積極的に連携を推進していくべきである．なお，18歳以上では，更正相談所で補装具作成時の必要な判定を受けることになる．

　補助具の作成に関する情報として医療機関等に伝えるべきこととして，①患児の心身の状況，②補装具の使用目的，③必要な機能，④使用場所，⑤使用時の介助者および⑥その時の作成理由，があげられる．

　補助具の購入費用の支給が受けられるのは，原則として1種目につき物品1つであるが，教育上の必要が認められる場合には物品2つまでの支給を受けることができる．また，補装具費の基準に定められていない物品でも，国の判定により必要性が認められる場合には，基準外の特例補装具として費用の支給が認められることもある．

4) 患児の年齢による福祉用具選定の考え方の基本

　すべての子どもは，成長し，発達し，心身ともに変化していく存在であり，同時に生活環境も変化していく．したがって，福祉用具の選定にあたっては，その変化に合わせた対応ができる考え方が必要になる．子どもの年齢ごとの重視すべき事柄を以下に列挙する．

　①0〜3歳：生命の維持，健康状態の安定化，能力向上のために，自
　　宅と医療機関への往復が患児の生活の中心となる．家族の育児や介護
　　の負担を軽減し，移動に便利な物品の導入による生活の質的改善を目
　　標に日常生活用具の導入を考えるとともに，家族に制度や福祉用具に
　　関する情報提供を行う．
　②3〜6歳：心身の状態がいくらか安定し，外出や運動練習のための

JCOPY　498-14556

福祉用具を選定する必要が増える．また，就学の準備として必要な用具を検討する必要もある．つまり，より長距離の移動が可能になる道具や学習時の姿勢保持のための道具を検討する．

③6〜15歳：成長に伴う身体状況の変化が大きくなり，生活の中心が学校となる患児が多いことから，家庭での状況だけではなく，学校との連携により状態を把握し，学校からの要望にも対応できる準備をしておく必要がある．

④16〜18歳：学校卒業後の生活に備えた福祉用具の検討を行う．学校を卒業すると，補装具購入費の支給は1種目につき1物品に限定されることが多い．

7 外出や社会参加に関する支援

1）仲間作り・顔見知り作りの支援

人は社会的動物であり，社会との関わりの中で成長・発達を遂げるとともに様々な喜びを感じることもできる．それは，重い障害がある子どもたちも同様であり，自宅療養を理由に家庭内だけに留めておいてはいけない．

仲間は，場所と時間および活動を共有する存在であり，顔見知りは互いに場所と時間を共有するが活動は共有しない存在であるが，どちらも社会生活に必然的にあるべき他者であり，社会生活を送る基本的な関係のある他人であり，人間関係の形成に必要な存在であり，子どもの発達を促進するために必要な要素である．

このような関係のある他者を作るには，家庭から外に出て他者と交流する必要がある．その交流の場を提供するのが，保育園や学校あるいはデイケアであり，専門職による支援が必要となる．その実現のためには，個々の児の状況に応じた施設の確保，移動介護などの外出支援サービス，外出支援ボランティアなどの社会資源の活用が必要であり，その提供者である社会福祉法人やNPO，ボランティア団体との連携が必要になる．

また，子どもの支援のために，その保護者を社会的・心理的に支援する

第3章　小児訪問リハビリテーション　59

ことも必要不可欠であり，保護者同士の仲間作りの支援も必要である．

2) 障害がある子どもの社会参加

　1989年に国連で採択された「児童の権利に関する条約（子どもの権利条約）」には，"生存する権利"，"保護される権利"，"発達する権利"，"参加する権利"が規定されている．参加する権利とは社会参加をする権利であり，障害の有無に関わらず保障される権利として"意見を表明する権利"，"表現・情報の自由"，"結社・集会の自由"，"休息，余暇，遊び，文化的・芸術的生活への参加"が保障されている．

　家庭は最小単位の社会であり，障害がある子どもも家庭という社会に参加する権利があり，医療者は在宅医療・訪問診療においてまずこれを保障する努力をする必要がある．家族と共に親戚との付き合いとして冠婚葬祭に参加することも重要な社会参加である．

　保育園や幼稚園，学校や地域の自治会のイベントなどに参加することも大切な社会参加であり，教育行政や福祉行政などとも協力して実現させていく必要がある．

　障害児通所支援やその中の児童発達支援に関する施設についての情報や自助グループあるいは発達支援センターやリハビリセンターに関する情報は，市町村の障害児福祉担当課などで入手可能である．

3) 障害がある子どもの外出支援

　障害の有無に関わらず，社会参加のために外出することはすべての子どもの権利であり，外出は子どもたちの成長や発達に好ましい影響を与えることはよく知られている．しかし，重篤な障害があることは，外出が同時に生命の危機を招く可能性があることを示唆することでもある．そのため，障害のある子どもの外出に際しては，万全の準備を整えておく必要がある．つまり，リスク管理が重要となる．

　人工呼吸器が必要な児であれば，呼吸器のトラブル発生を念頭に置いた準備が必要であり，メンテナンス手段の確保のほか，出先での医療機関の状況なども綿密に調査しておく必要がある．外出の計画には，医師・看護

師・理学療法士などのセラピスト・療育指導員あるいはケアマネージャーなどと家族・介護者との綿密な打ち合わせが必要である．

　JRや航空機を利用する場合，車椅子対応窓口があり，事前に相談ができる．自動車で車椅子を使った旅行をする場合には，リフト付きレンタカーを借りるという方法もあると考えられる．

　実際の外出経験に基づいた症例報告も各種医療雑誌に掲載されており，参考にすることは有用であると思われる．

障害児の成長に伴う問題

1）患児の成長に伴う様々な変化と問題

　小児が成長し成人に至るまでの過程の中で，通園施設，学校，通所施設など生活の場面や質の変化，疾患に起因する心身に生じる二次障害による運動機能の変化のほか，看護者である家族，特に保護者の高齢化に伴うその身体的・精神的な変化，家族全体の変化も生じることが常である．

　これらの変化は，障害児が置かれている社会・経済環境，家族構成や親戚関係，本人の知的能力や身体能力，居住している地域の社会資源の量と質など様々な要因で，状況が異なる．このような変化に伴う問題に対する対応や今後の課題について理解しておくことは，障害児の地域での社会生活を支援するために大切である．

2）保護者の抱える問題

　保護者にとっての不安，困りごととしては，保護者自身が病気になったときなど将来への不安が最も多いとされる．また，介護に対する精神的拘束を困りごととする保護者が半数近くおり，介護による時間的拘束や児の障害そのものを困りごとと捉えている保護者がそれに次ぐといわれている．また，親の年齢が高いほど支援サービスに関する情報を知らず，家族内の努力で解決しようとする傾向が強いとの報告もある．したがって，医療関係者や福祉関係者が利用可能な社会的サービスについての情報提供を積極的に行うこと，将来の介護負担を軽減していくなどの生活支援が必要

第3章　小児訪問リハビリテーション　61

であると考えられる．保護者による虐待を未然に防ぐためにも保護者支援
は重要である．

3）二次障害とその予防

　重症児は，筋緊張異常や自発運動障害により，加齢に伴って骨や関節の
変形・拘縮を生じやすく，それによって二次的な姿勢異常や筋緊張異常や
新たな運動障害を引き起こし，それに伴って脊柱変形・疼痛・呼吸障害・
嚥下障害・骨粗鬆症や骨折・褥瘡・胃食道逆流現象・機能性イレウス（麻
痺性イレウス）・排尿障害・排便障害・低栄養状態など様々な二次障害を
呈するようになることが少なくない．

　重症児の生命予後の改善と生活の質の改善支援のためはもちろん，介護
負担の軽減や子どもの機能低下に対する保護者の不安を増幅させないため
にも，二次障害に対する予防的な観点に立った対応は必要である．

　①筋緊張の亢進：筋緊張が亢進する一時的要因は脳障害など器質的な異
　　常である．それに対して，不安や不快感，不満や興奮などの心理的要
　　因や身体の様々な部位の疼痛，発熱，疲労や体調不良，呼吸障害など
　　の二次的要因が筋緊張を亢進させる可能性があると考えられている．
　　二次的な要因については，患児の観察や触診，あるいは保護者に対す
　　る問診から普段とは違う様子や原因，誘因を推定する検討を行い，対
　　応することが必要である．

　②脊柱変形：体幹の筋緊張の左右差や不良な姿勢は，側彎や胸郭変形を
　　生じる大きな原因となる．日常姿勢のアライメントが崩れた状態での
　　姿勢保持が長いと脊柱に重大な障害をもたらす．変形する脊柱の部位
　　により，喉頭や気管，食道などに影響を与えることがあり，呼吸障害
　　や胃食道逆流現象の要因になり得る．側彎の悪化防止のために，シー
　　ティングシステムを作成すること，長時間の座位を避けることは有用
　　であると考えられる．脳性麻痺児とその家族が側彎症に気付くのは小
　　学校入学以降のことが多く，小学校高学年以降に悪化することが多
　　い．悪化する前に動的体幹装具（dynamic spine brace：DSB，側彎
　　矯正装具，通称はプレーリーくん）が有用であることが多いと思われ

JCOPY 498-14556

る.

③疼痛：運動機能が低下した筋組織では，筋線維の自発的な収縮・弛緩が困難な状態になっており，介助などで他動的に筋線維や筋膜，腱に急激な伸張が加わると筋組織は損傷を受けやすい．損傷は筋組織の機能をさらに低下させる．このような好ましくない事象の繰り返しが，筋損傷による慢性的な疼痛を形成していくと考えられ，介護方法の指導と介護時の注意が予防のために必要である．

④呼吸障害：努力性呼吸を常に行っている重度の障害（特に，重症脳性麻痺の患者）では，努力性呼吸により呼吸筋の痙縮が増悪し，胸郭の可動性を低下させる．そのため，1回換気量が減少し，酸素飽和度を上げるために呼吸数を増やす努力性呼吸が必要となり，さらに筋肉の痙縮が悪化する．これが呼吸困難が二次的に生じるメカニズムであると考えられ，気道分泌物の喀出困難があると呼吸障害は増悪し，誤嚥が生じやすくなるとされる．有効な咳嗽反射を促すために，側臥位や腹臥位を積極的にとらせる姿勢管理を行うことは呼吸困難の悪化防止に有用であると考えられている．また，自動的・他動的に胸郭をストレッチする理学療法により胸郭の可動性を維持する必要があるとされている．また，誤嚥性肺炎と口腔疾患の予防のために，口腔ケアは必須である．

⑤嚥下障害：重症心身障害児には，加齢とともに嚥下機能が低下して，摂食嚥下障害を生じる例がある．このような児は多くの場合，嚥下反射と咳嗽反射が経時的に減弱し，最終的にこれらの反射がほとんど消失してしまう例もある．したがって，摂食障害が明らかではない時期から，摂食訓練を行って嚥下反射と咳嗽反射の状態を観察，記録し，子どもの食べる機能に合わせた摂食訓練を継続する必要がある．

⑥骨粗鬆症と骨折：カルシウムの摂取不足や日光浴の不足による活性化ビタミンDの不足，あるいは抗てんかん薬の副作用としての骨代謝異常は骨粗鬆症の原因となり，骨折に至ることが少なくない．したがって，カルシウムや活性化ビタミンDの補給を栄養管理や投薬によって行うことは骨粗鬆症の予防に繋がると考えられる．また，拘縮

による関節可動域の低下も骨粗鬆症の要因となることから，運動機能訓練の継続も予防策として必要であると考えられる．しかし，寝たきりの重症患児の場合には，栄養摂取や服薬，日光浴などは困難なことも多く，骨粗鬆症の合併を回避することは困難であると思われる．そのため，介助や訓練の際に，四肢に不必要な強い外力が加わらないように注意して，骨折予防を意識することが望まれる．また，困難であるからこそ，なおさら栄養管理は大切である．

第4章 緩和ケア・終末期医療

 緩和ケア・終末期医療の難しさ

　研修医時代，私は指導医から「俺は，正直なところ，治らない病気にはあまり興味はない．神経変性疾患や小児がんは，本音を言うとあまり診たくない」という話を私にとって初めての当直の日に聞かされたことを今でも覚えている．研修医2年目になり，1年目の研修医の受け持ち患者が亡くなって，数名の研修医が集団で沈んでいるのを見かけた時，私は不思議な違和感を自分が持っていることに気付いた．だが，その違和感がどこから，どうして出てくるのか，私には理解できなかった．

　その後，私は地方の小さな国立療養所に派遣された．そこで私は，慢性特定疾病の小児や重症心身障害児を中心に一般小児の診療にも従事した．小さな療養所だったので，医師数は少なく，当直をする際は小児科医である私も内科や整形外科の入院患者への対応もする必要があった．

　その当直にあって，高齢者の死を看取ることも何度か経験した．高齢者が亡くなるとき，その家族から「この歳だから，よくここまで頑張った．先生方のお陰で，往生できた．よく診てもらえて，本当に良かった」と口々に礼を言われた．

　私は，その時，気付いた．「高齢者は老いれば，必ず死が待っている．それは，誰もが同じで，避けられない仕方がないことだ」という大半の人々にとって自明の理であり，かつ，受け入れ可能な出来事なのである．

　しかし，子どもの死は，私の先輩や後輩の医師たちがそうであったように，多くの医療職にも，一般の大多数の人にとっても，受け入れ難い特別なことなのだ．

その療養所で，ある乳児が先天性心疾患で亡くなったとき，私の大学の先輩にあたる神経内科医が，「子どもは，可哀想だなぁ…」と涙ぐんだのを見て，私の違和感の正体が何であるかが，自分なりに理解できた．

つまり，治らない病気で死を目前にした状態であっても，一人ひとりの患者が，高齢者であっても小児であっても，最後まで一個人，一家族の一員として生き，死を迎えられる医療，つまり，緩和ケア・終末期ケアを積極的に行う姿勢が，ただ悲しむだけの医療職の中に見えなかったことに，私は違和感をもったのである．

医療職は子どもの看取りに対して，昔も今も，多くが苦手意識をもっているのは，変わらないと思われ，それを乗り切るには大きなストレスがかかり，医療職のメンタルヘルスを維持する方策がなければ，緩和ケアや看取り医療（終末期医療）を行うのは難しい．

「子どもには未来がある」という命題は人類共通の大前提であり，その希望ある未来に生きるはずの子どもを亡くすことは，家族にとって"親として，子として，兄弟として共に過ごすはずの未来を完全に失ってしまうという喪失体験"に他ならない．そのため，わが子が亡くなることを受容できない親は多く，「少しでも良くなる治療を受けさせたい」という一心で，最後の最後まで侵襲的な延命治療や集中治療を望む家族がいるのは，当たり前のことだと言えなくはない．

また，「積極的な治療をしないことは，子どもを見捨てることと同じだ」と考え，緩和ケアへの移行を考えられない家族もいる．そのような家族を前にすると，医療者も「致命的であっても原疾患に対する治療をしない，治せないことは，敗北である」という考え方をもってしまい，緩和ケアという選択肢を選びにくくなることも事実である．

しかしながら，そのような敗北的状態から患児の苦痛や症状を緩和し，その残された命の時間のために生活の質をよくする治療や援助を行うという選択肢があり，「治せないからとあきらめるのではなく，子どもとその家族に寄り添う医療を積極的に行う」という看取りの考え方がある．このような観点での医療者間の論議は，今後も必要であろう．

悪性疾患か非悪性疾患かを限定せず，治癒が望めず早期に死に至る可能

性が高い病態にある「命が脅かされている状態」における医療を終末期とし，その状態にある子どもが小児緩和ケアの対象である．小児緩和ケアは，症状の緩和のみを行う医療ではなく，診断から死後に至るまで継続的に行われる"子どもと家族に対するトータル・ケア"である．

今日，小児緩和ケアは，がんだけではなく，本書で扱っている在宅小児医療（訪問小児医療）を包括する致死的な難病の小児および若者のための緩和ケアであると捉える考え方が一般化している．つまり，先天性代謝異常や染色体異常，重症先天性心疾患・腎不全あるいは多発性先天奇形など常に生命が脅かされている状態にある子どもたちとその家族に対する身体的・社会的・スピリチュアル的要素を含む包括的かつ積極的な医療であると考えられている．そして，本書で述べているように子どもたちの生活の質の向上・維持と家族へのサポートを重視した症状の管理やレスパイト・ケア，終末期ケア，死別後のケアを含むケアであるとされている．

他方，生命が限られた状況での症状緩和や患児・家族の心理的ケアを中心とした医療を緩和医療と捉える考え方もある．

ただし，これらの考え方は，ホスピスを含めた入院医療を中心とした考え方から派生した要素が少なからず含まれている側面もあるため，本書では，小児在宅医療という側面を中心とした考え方で，記述している．しかし，緩和ケアは，患児と家族が望む限り継続的に望む場所でケアを提供するものであり，後述するように，在宅医療に拘るべきものではないことを銘記していただきたい．

2 緩和ケアの在宅緩和ケアへの移行

1）在宅緩和ケアの増加

介護保険による高齢者の在宅医療の普及の影響もあり，小児の在宅ケアが実施可能な訪問看護ステーションの増加や訪問診療医の関心の高まり，小児科学会での小児在宅医療への関心の高まりもあり，子どもが在宅医療を受ける環境が整いつつあるとされる昨今，家族を中心とした生活の場である自宅を療養の場として選択する例が，緩和ケアに限らず増加してい

第4章 緩和ケア・終末期医療　67

る.

　そのため，小児在宅医療の家庭で，緩和ケアの在宅医療に移行する場合
も少なくない．緩和ケアの対象疾患は小児がんという悪性腫瘍であるとい
うイメージが強いが，近年は様々な治癒しない致死的な疾患が対象である
と考えられるようになっている．

2) 在宅緩和ケアの提案と情報提供

　主治医が，在宅での緩和ケアの提案と情報提供を行う．在宅診療への移
行は，病院が患児と家族を見放すのではなく，患児の残された時間を大切
にするための積極的な支援治療であることを家族と医療職が十分に話し合
い理解を得た上で，患児と家族が意思決定権をもつことを明確に伝え，そ
の意思決定支援は看護師が中心となって関係する各職と連携して実施す
る.

　主治医は，患児の急変時の対応について家族と相談し，その方針を明確
に伝えると同時に，患児と家族にとって大切なことは最期の場所がどこか
であるか，ではなく，最期までの過ごし方をどのようにして行くか，であ
ることを家族に伝え，最期の場所が自宅ではなく病院であってもよいこと
を明確に伝えておくことが大切である．

3) 社会資源の活用

　在宅医療を支援する医療ケースワーカー（MSW）や訪問看護師は，患
児・家族と面接し，患児の身体的・精神的状態のみならず，患児・家族の
病状の理解，ケアの状況，主たる介護者と介護負担をはじめ，経済力を含
めた家族の介護力について包括的に評価する．その上で，地域の訪問診療
医や訪問看護ステーションなどの必要な社会資源を検討して在宅医療に移
行できるように多面的に支援する．病院に在宅緩和医療に移行した患児と
その家族を中心となって支援する部署を設置しておくことが必要であり，
多くの医療機関では，地域医療連携室と訪問看護ステーションがその役割
をはたすことになると思われる．支援に必要な専門職は，病棟や外来の主
治医・担当医および看護師，薬剤師，MSW，臨床心理士，院内学級の教

JCOPY 498-14556

員や保育士，理学療法士，栄養管理士などがあげられる．

4）在宅緩和ケアと医療・福祉制度

　小児が在宅医療を受ける場合，緩和ケアも医療保険（保険診療）を利用する．自己負担が大きくならないよう，乳幼児医療費助成，小児慢性特定疾病医療費補助，自立支援医療などの公費負担による助成制度を利用できる．また，緩和医療でも在宅では，吸引器や車椅子などが必要な場合には福祉用具として日常生活用品や補装具の給付貸与される制度が利用可能である．福祉制度は，MSW や訪問理学療法士などのセラピスト，自治体の福祉課，地域保健師などが役割を担って，その利用に関する援助を行う必要がある．

5）在宅医療から入院緩和ケアへの移行

　出生時の問題で NICU における長期入院の後で在宅医療に移行する子どもが増えている反面，在宅ケアを続けている間に生命予後に不安な状況が長期的になり，家族の介護疲弊が著しい，あるいは，その他の様々な事情によって，在宅医療から入院による緩和ケアに移行せざるを得ない事例も皆無ではない．大切なことは，患児とその家族がどのように生命を享受し，人として，また，家族として，どうあり続けるか，であり，最期の場所がどこかということは，それほど重要ではない．レスパイト・ケア入院で一時的な避難を援助するだけではなく，患児と家族が自らによって最善とは何かを追求する意思決定を援助することは，医療職と連携する各専門職の大きな責務であることを忘れるべきではない．

6）在宅緩和医療に関する診療報酬

　末期悪性腫瘍で在宅療養を行っている患者に対する総合的な診療に対する診療報酬は，在宅がん医療総合診療料として算定できる．患児の自宅において死亡診断を行った場合には，死亡診断加算を行う．ただし，在宅がん医療総合診療費の算定は，算定の要件としての訪問回数の規定や訪問看護や他の医療機関との連携などの要件を満たしていなければならず，将来

第4章　緩和ケア・終末期医療　69

は要件が変更される可能性がある．また，この項目を算定すると，同じ月に在宅時医学総合管理料は算定できない．

なお，注射薬を使用した在宅末期悪性腫瘍の患者に関しては，現行では在宅悪性腫瘍等患者指導管理料が算定できる．

悪性腫瘍以外の疾患の患者に対する在宅緩和ケアへの診療報酬の改善も望まれる．

3　緩和ケアの実際—子どもとの信頼関係の構築

医療者との対話を通して，患児が「自分の気持ちをわかってもらえた」と感じることができると，患児はその医療者に対して信頼感をもつことができる．子どもに限らず，人は「自分の話をきちんと丁寧に聞いてもられる」という実感をもてる相手を信頼できる人として認知する傾向がある．

医療者は患児に常に直接的に病状や治療についての説明を，その子どもの性格や気質に配慮するのはもちろん，理解度や思考力の発達に応じた話し方で行い，患児の感情表出のある言動を理解し，受け止める姿勢を示す，つまり，患児の思いを尊重した表現や態度によって，患児とのコミュニケーションを継続していくべきである．なぜなら，そうすることによって，患児は医療者を信頼し，自分の病気に向き合い続けることができるようになるからである．

ただし，患児に説明する意義を家族に説明し，理解と納得を得ておくことは，この支援の第一歩であることを忘れてはならない．

医療者が患児に病状と治療について話すことで，患児は主体的かつ積極的に自己管理意識やケアに参加する意識を高め，医療者を自分と共に病気と闘う同志であると受け止めるようになる．子どもは自分が理解できないことがあると，それを恐れるあまりに不吉なイマジネーションを大きく描くようになり，過剰な不安を抱き，それを言葉で表現できない場合に，心が折れてしまうことがある．例えば，「自分がいい子にしていなかったから，病気になった」などと自己罰的な考えをもつ傾向は多くの子どもに共通に認められるものであり，医療者は「病気は誰のせいでもない」ことを

明確に伝える必要がある.

　医療者が，患児が本当に知りたいことを的確に把握し，それを理解できる言葉で誠実かつ適切に説明することは，患児に大きな安心を与えると同時に信頼関係をより確かなものへと変える．患児への説明を行った結果，患児がその説明やその後の治療などに不安や抵抗を示したり，その気持ちを言葉にできずに粗暴な振る舞いをしたり，泣き続ける，ふさぎこむなどの態度の変化を示したりすることがある．そんな時は，医療者は「患児が望めば，何度でも説明をし，話し合う用意がある」ことを患児に対して明確に保証する．そして，看護師が中心になって，傾聴を重視した患児の心の整理を支援するケアを医師や心理職と共同して行っていく必要がある．そして，関係する各専門職と情報を共有し，互いの専門性を活かした相互協力関係を維持・強化していく必要がある．

　このような積み重ねがあってはじめて，子どもと「死」について話し合うことが可能になる．話し合う際には，子どもの死の概念の理解に関する発達段階による変化を理解していなければならない．患児から余命について質問された場合は，断定的な表現はせず，状況によって変化することを前提として幅をもたせた期間を伝える.

死の概念の発達段階による変化の概要

- 乳幼児期：まだ死の概念は形成されておらず，死は動かなくなることや家族との別離として捉えることが多く，一人きりになることを恐れる傾向がある.
- 3歳以降：死は別離であると同時に家族からケアされなくなり，一人ぼっちになることと考えるようになり，周囲の様子や自己の体調の不調から自分の死の不安や恐怖を感じ，時に信頼できる人にその感情を言語的もしくは非言語的な表現によって伝えようとすることがある．その際に表現できない，受け止めてもらえないと感じると，子どもの心は容易に折れてしまう.
- 学童期：死は永遠の別離であることを理解するようになる．しかし，死が自分自身や家族にも訪れるものであるという考えに至らない子どもも多く，自分にも死が訪れるという事実を知ることは，極めて衝撃的な出来事となる.

- 思春期以降：成人とほぼ同じ死の概念をもつようになるが，それによって家族や親しい人々に対して気遣うあまり，本心を表出しなくなることがある．また，疾患や罹病期間，家族関係や社会的経験の量と質など様々な要因による社会性や自立性などの精神発達の個人差が大きい．

（「小児緩和ケアガイド」2015年　医学書院から，引用・改変）

緩和ケアの実際―家族のケア

　病状の説明を医療者から受けていない患児は，家族の態度からそれを推測することが多く，自分が病気であるために家族に辛い思いをさせていると感じると，家族の言葉以上のことを尋ねようとはしなくなる患児は多い．

　一方，子どもが死ぬことを認識した家族は，最期まで気丈に振る舞い，病状を子どもに知られまいと楽観的な態度で子どもに接することが多い（小児看護．2003；26：1728）ことが知られており，それによって家族の悲しみとストレスは増大する．その状態で，保護者は子どもの治療や学校のことなど，親として子どもの思いを尊重しながら，子どもと家族のための様々な事柄に関して意思決定をしなければならず，そこに家族関係の問題や社会的状況が重なって，ストレスと疲弊はさらに増悪する．しかも，子どもの年齢によって家族のライフステージは異なり，中心となる問題も変化する．もちろん，家族の心身の健康状態や価値観，家族間のコミュニケーションやレジリエンス（自己回復力）の質と内容，医療者への態度とその要因となる深層心理によっても問題点や医療者が採るべき接し方は異なると考えられる．

　医療者と在宅緩和ケアに関わる福祉など関係各専門職は，これらのことを正確に把握し，情報を共有しつつ，適切な支援を継続して行く必要がある．

　死を目前にした子どもがいると，保護者の目はその子ども兄弟姉妹には十分に向かなくなることが少なくなく，患児の病状をよく理解できていな

い兄弟姉妹ほど，自分が家族から孤立した状態にあることを強く意識し，寂しい思いをすることが多い．多くの場合，そういう子どもたちは我慢をしようと努力するが，それによるストレスで心理的な破綻が生じ，様々な問題行動に出てしまう例も稀ではない．医療者は，親の意向を確認した上で，それぞれの子どもの発達年齢や理解度，性格・気質に応じた接し方と説明によって，患児の兄弟姉妹の心のケアにも，多職種の連携や保護者との話し合いも含めて，取り組まなくてはならない．

5 在宅緩和ケアの医療的基本事項

1）基本的な考え方

　在宅での緩和ケアは，急激な状態変化が生じることを考慮しながら様々なケアを患児とその家族に提供していくという点において，通常の小児在宅医療・訪問医療と本質的に大きな差はない．しかし，在宅医療から在宅緩和医療に移行する場合でも，入院治療から在宅緩和ケアに移行する場合と同様ともいえるほど大きなギャップが生じる部分は存在する．つまり，それまで実行していた様々な医療的処置ができなくなるなど，それまで提供していた医療とは異なる部分が出てくることは十分にあり得る．このギャップが生じた時点でも，身体的機能がそれまでと較べて大きく低下しているようには見えない患児も少なくなく，終末期が近づいているとの認識を受け入れがたい家族もあり得る．しかし，小児では身体的機能の低下が顕在化すると，高齢者の場合よりも短期間で死に至ることも少なくない．したがって，豊かな家庭での最期の生活を家族と過ごすチャンスを見逃してはならないと考えることもできる．身体機能は悪化の一途をたどるため，ケアは症状や機能低下の進行を予測しながら行う必要がある．

2）在宅緩和ケアにおける重要事項

　緩和医療のために家庭生活を犠牲にするのではなく，家族と共に豊かな家庭生活を送ることができるように医療の介入による支援を行うのが在宅緩和ケアである．病院で守れる安静の指示も家庭では守れないこともあ

る．兄弟姉妹との関わりの中で動きたくなる患児もいる．年長児では，家族に負担をかけさせまいと自力で歩いてトイレに立つ子どももいる．疼痛や症状の緩和は重要であり，大きな生活支援となる．しかし，その反面，持続点滴などの濃厚な医療行為は患児や家族にとって，疲弊の種となることが多い．病状が進行し，経口薬の使用が困難になる場合でも，持続皮下注射などは必須ではない．在宅緩和ケアを最期まで継続するか，病院に戻るかの意思決定は患児および家族が行えるように，医療者は支援を継続しなければならない．

3）在宅での24時間対応

緩和ケアでも通常の在宅ケアでも，支援の24時間対応体制を行われることが望ましい．特に，在宅での看取りを考えている場合，病院と複数の在宅療養支援診療所などの医療機関や24時間の連絡体制や緊急時訪問看護が可能な訪問看護ステーションなど各専門職事業所との連携ができれば，患児とその家族にとっても心強い．ただし，24時間体制であっても，病院と在宅は同じではなく，実施可能な対応や医療処置は限られることを説明するとともに，在宅ケアの意義を患児や家族と何度も話し合うことも忘れてはならない．

6 身体症状の緩和

1）小児緩和ケアで対処する必要度が高い症状

小児の緩和ケアにおける有効性と安全性を考慮した医薬品リストである"Model List of Essential Medicines for Children（EMLc）"が，WHOによって作成され，ネット上で公開されている．

（http://apps.who.int/iris/bistream/10665/70641/1/a95054_eng.pdf）

化学療法に関連する下痢も対処する必要性が高いと思われるが，WHOが示したこのリストは，以下の10種類の対処する必要度が高いとされる症状である．

> 1）疼痛　2）嘔気・嘔吐　3）便秘　4）不安　5）せん妄・興奮状態
> 6）うつ状態　7）倦怠感・虚弱　8）食欲不振・体重減少
> 9）気道分泌物過多　10）呼吸困難・息切れ

　ここでは，疼痛を除く身体症状と下痢および薬剤誘発性運動障害について述べる．

2）嘔気・嘔吐

　嘔気・嘔吐は，大脳皮質，前庭系，化学受容体引金帯（CTZ），消化管が誘発部位であるとされ，ムスカリン，ドパミン，ヒスタミン，セロトニン，ニューロキニンという5つの神経伝達物質の受容体が関与するとされている．

　大脳皮質は頭蓋内圧亢進や予期不安，前庭系はムスカリンとヒスタミン，CTZはドパミンとセロトニンおよびニューロキニン，消化管はセロトニン，ニューロキニンの受容体が入力装置となり，延髄にある嘔吐中枢を刺激することで，嘔気・嘔吐が出現する．

　大脳皮質が関与する場合は，突発性に嘔吐が出現する傾向がある．がん性髄膜炎やオピオイドの副作用などにより前庭系が関与する場合は，体動に伴う嘔吐が多くめまいを伴うこともある．肝不全や腎不全，高Ca血症がある場合は，CTZが関与する嘔吐が多い．消化管が関与する嘔吐は，イレウスや腹膜炎，肝腫大がある場合などに多く，オピオイドの副作用のこともあり，腹部膨満感を伴う傾向があり，食後の嘔吐が多い．また，原因が特定できないこともある．

　予期不安が関与している場合，ベンゾジアゼピン系抗不安薬が使用される．嘔吐中枢への刺激を断つ目的で中枢性ドパミンD_2受容体拮抗薬や抗ヒスタミン薬が使用されることもある．前庭系が関与する場合には，抗ヒスタミン薬や抗コリン薬が使用される．CTZによる嘔吐には，抗がん剤による場合はセロトニン受容体拮抗薬やニューロキニン受容体拮抗薬が使用されるが，他の薬物などが関与している場合は，保険適応上での理由から，中枢性ドパミンD_2受容体拮抗薬や抗ヒスタミン薬が使用されている．

消化管が関与している場合は，蠕動が亢進している時は抗コリン薬が使用され，蠕動が低下している場合にはモサプリド（ガスモチン）やメトクロプラミド，ドンペリドンなどが用いられる．原因が複数または特定できない場合には，複数の作用を併せもつ薬剤としてリスペリドンやハロペリドール，プロクロルペラジンなどが使用される．

なお，消化管の蠕動が低下している場合，小児でも大建中湯や六君子湯が有効である症例も少なくない．これらの漢方薬は小児にも服用しやすい味がする．また，消化管の蠕動状態に関わらず，五苓散や柴苓湯の内服も有効であり，微温湯に溶解して注腸する方法は即効性があることも報告されている．

原因での対処としては，在宅では絶食や経鼻胃管による消化管内の減圧を図る程度である．腹水の減量を目的に利尿剤を投与しても，効果はあまりよくない．ただし，術後嘔吐症や抗がん剤が関与する嘔吐に対する治療を除いて，小児における嘔吐に対する薬物療法のエビデンスはまだ十分ではない．

看護上は，嘔吐後の口腔内の清潔を保つこと，気分転換を図り，嘔気・嘔吐を意識させないようにすること，嗜好に合わせた食材で食べやすい形態に調理した食事をするなどの工夫が必要である．低栄養の場合，状況に合わせて栄養経路（経口，経管など）や栄養補助食品，栄養剤の使用など栄養サポートチームにコンサルトすることも有用である．患児に説明を行い，心理状態に対する援助を行うことを忘れてはならない．

3）下痢

下痢は，持続期間が3週間未満の急性下痢と3週間以上の慢性下痢に分類され，基本的には原因疾患の治療を優先する．下痢により QOL が著しく悪化している場合や脱水，電解質の喪失の問題の原因になっている場合は，止瀉薬としてロペラミド，トリメブチン，五苓散などを用いる．また，難治性下痢には，オクトレオチドが使用されることがある．

食物残渣の少ない温かい消化のよい食事，排便後のスキンケアが看護上の要点である．

76 ■ 小児在宅医療・訪問リハビリテーション入門

4）便秘

環境変化などによる心因性便秘や排便を何らかの理由で嫌がったり我慢したりすることで生じる習慣性便秘，オピオイドや抗コリン薬などによる薬剤性便秘，食事内容による便秘や活動性低下による便秘，消化管機能低下による便秘などがある．

イレウスを除外する必要があり，多くは治療を要さないが，便秘に伴う腹痛など不快な症状があれば，浣腸や摘便を考慮する．

水分摂取を勧める，ゼリーや果物，果汁で水分を摂らせる，1日1回は時間をかけてトイレでゆっくりと排便する習慣を身に付けさせる，腹部の温罨法やマッサージを試みるなども看護上の要点となる．

5）倦怠感・虚弱

原疾患によるものと，治療による副作用の場合があり得る．嘔気や疼痛など身体的苦痛を伴うことが少なくない．甲状腺機能低下症や副腎機能低下症が原因のこともあり，除外診断は必要である．精神的な要因が関与することもある．

治療可能な原因があれば，その原因に対する治療を行う．明らかな原因がない，あるいは判断が困難な場合には，確立した治療法はない．

ただし，十全大補湯，補中益気湯が有効な例もあり，焦燥感・いらいらが観察される例では抑肝散加陳皮半夏が有効な例もある．

家族や保育士，理学療法士，心理療法士など様々な関係者との協同した日常生活上の心理サポートが看護上の要点となる．足浴などによるリラクゼーションも有効である．

6）食欲不振・体重減少

悪性腫瘍による悪液質による消耗と食事摂取量の減少により，体重減少が出現する．また，薬剤による食欲不振に伴う体重減少も認められることがある．

メトクロプラミド，モサプリドは消化管機能改善薬として，シプロヘプタジンは食欲亢進作用薬として投与されることがある．六君子湯が消化管

JCOPY 498-14556

機能改善薬および食欲亢進薬として有効であることもある.

　看護上では，食事が楽しくできるように食材や調理形態を工夫する，患児の食事習慣の発達に合わせたアセスメントを行って家族と患児が共に食べることが可能な食事を工夫するなどの支援が要点となる.

　ステロイドは，プレドニゾロンとデキサメタゾンが悪液質による食欲不振や体重減少に有効とされるが，十分なエビデンスがあるとはいえず，生命予後，いわゆる余命が1〜2カ月と思われる時期になって使用開始を考慮する.

7) 呼吸困難・息切れ

　呼吸困難は，患児の主観的な“息ができない”という不快な感覚であり，医学的な呼吸不全とは異なる. 原疾患の進行に伴って増悪することが多く，呼吸困難を訴える患児は少なくない. 不安が大きく関与する心理的症状であるとされる. 治療可能な呼吸障害を起こし得る疾患（呼吸器感染症や心不全，貧血など）があれば，その治療を優先する. また，モルヒネは疼痛に対して使用する量の半分以下の量で呼吸困難を改善することが示されており，死亡率の増加や呼吸状態の悪化は報告されていない.

　マッサージや音楽鑑賞などによるリラクゼーション，患児自身が参加して行う楽な体位の工夫などが看護上での要点となる.

8) 気管分泌物過多

　意識レベルの低下により，下咽頭から喉頭に気道内分泌物が呼吸によって振動し，ゴロゴロという音が聞こえる状態である. この状態は，死亡する数日前〜数時間前に出現することが多いとされる.

　ゴロゴロという音が家族に精神的苦痛を与えることが多く，意識レベルの低下によるもので患児自身には苦痛がない場合には，そのことを家族に十分に説明すべきである. 分泌物の吸引や体位変換による音の軽減も期待できるが，これらの処置による負担も考慮し必要な場合にのみ実施する. 抗コリン薬による改善も期待できるが，小児での有効率などエビデンスは十分ではない.

■ 小児在宅医療・訪問リハビリテーション入門

看護上は，静かな環境を整えて死期が近づいていることを的確に伝えること，家族の希望に沿って可能な限りのケアを実施できるように，連携している各専門職や事業所との調整を行って，精神的なサポートを提供することが要点となる．

7 疼痛緩和ケア

1）WHO ガイドライン

1988 年に WHO（世界保健機関）は，小児がんに対する症状緩和のガイドラインを発表し，それを基に 2012 年に内科的疾患をもつ子どもを対象とするガイドラインを発表し，わが国でも「WHO ガイドライン　病態に起因した小児の持続性の痛みの薬による治療」（武田文和監訳，金原出版，2013 年）が発行された．

このガイドラインは，以下の WHO のサイトで英語版が無料で入手できる．

URL:http://www.who.int/medicines/areas/quality_safety/guide_perspainchild/en

2）子どもの痛みをどう捉えるか？

子どもが痛みを言葉で表現できるようになるのは，一般的に 2 〜 4 歳といわれているが，言葉で表現するからといっても，本当に痛みがあるかは確定できないことも少なくない．また，痛みの捉え方は年齢によって異なるともいわれている．年齢や精神発達の問題で話せない，あるいは，痛みを表現できない子どもが痛みを抱えているかどうかを判断する際に参考となるとされるいくつかの行動様式が報告されている（Pain. 2007; 127: 14-150）ものの，必ずしもその報告の通りとは限らない症例は少なくない．つまり，子どもの痛みの有無やその程度を確実に判定する方法は現時点ではないと言える．そのため，子どもに痛みがあるのではないかと疑われる場合に，試験的にアセトアミノフェンやイブプロフェンなどの鎮痛剤を頓用で投与し，その前後での子どもの行動や表情を比較して鎮痛剤が効

果を示したかどうかを判断し，痛みの有無を判断する方法を採る医師は少なくないと思われる．

　痛みの捉え方は，文化や言語，風習，価値観によって影響を受けることは，成人だけではなく子どもでも同じであるといわれており，家族の考え方（痛みは我慢するもの，鎮痛剤は副作用がある，など）の影響を受けることもあり，保護者の評価にも子ども自身の痛みの表現にも，これらの要因が影響することが指摘されている．

3）疼痛緩和の基本

　痛みは，痛み以外の苦痛の影響を受ける．そのため，包括的な症状緩和，精神面のケアを同時に行う必要がある症例が多い．つまり，鎮痛剤を投与するだけで疼痛緩和は不可能であり，家族と共同して看護師や心理療法士，理学療法士あるいは教育関係者など各専門職と医師が連携して多面的に対応する必要がある．

　WHO の成人に対する同様のガイドラインは 3 段階戦略が示されているが，小児に対するガイドラインは 2 段階戦略が示されている．つまり，第一段階として非ステロイド性鎮痛剤のアセトアミノフェンもしくはイブプロフェンを使用し，効果が得られない場合は，第二段階としてモルヒネ様活性を有するアルカロイドまたはペプチドであるオピオイドの一群である強オピオイドを少量から開始するように推奨されている．モルヒネが最も推奨される強オピオイドである．モルヒネは既述のように呼吸困難の緩和にも使用される．なお，非ステロイド性鎮痛剤も胃腸障害や肝・腎障害に注意が必要である．また，生後 3 カ月未満では，アセトアミノフェンのみが選択肢とされる．

　WHO のガイドラインでは，モルヒネに許容しがたい副作用があれば，他の強オピオイドを代替として使用することが示されている．モルヒネとオキシコドンは，速放性製剤と徐放性製剤が経口投与可能であり，在宅緩和ケアに適していると思われ，WHO ガイドラインでも経鼻胃管，胃瘻を含む経口投与が小児に対する第一選択とされている．

　子どもにおけるオピオイドの副作用として，便秘は頻度が高く，緩下剤

の準備は必要である．それに対して，嘔気・嘔吐は多くないとされ，これらは眠気と同様に1週間前後で耐性が生じて軽快するとされている．

弱オピオイドのトラマドールは，小児に対する有効性と安全性が確立しておらず，現在わが国では12歳未満に対しては原則禁忌とされている．WHOのガイドラインでは，トラマドールの有用性が小児でも確認されれば，小児のガイドラインも成人と同じく3段階戦略に変更される可能性が示唆されている．

 精神症状の緩和

1）小児の精神症状

子どもは，がんという疾患に対する理解や死の概念の発達段階にあり，自分ががんであるということ，あるいは，非がん性致死的疾患はある，ということや，それらによって自分の死が近づいていることに対して，成人とは異なる精神症状を呈することが多い．それは，周囲の人々の心理的変化を察知して，その状況に対する"理解できない漠然とした不安や恐怖"とそれに付随した心理的・身体的変化として観察されることが多い．もちろん，年齢や経験，発達段階によって成人と同様に「抑うつと不安」が前面に出てくることもある．したがって，個々の患児の発達段階を考慮した精神症状のアセスメントと対応が必要になる．

わが国で子どもの精神症状に対して保険診療上で使用できる薬剤（向精神薬）はわずかであり，しかも成人とは違う薬物代謝や副作用の存在が知られている薬剤が多いことにも留意し，使用には慎重さが求められる．

2）不安への対応

がんだけではなく，致死的な疾患がある場合，その疾患に対する医療行為のすべてをはじめ，通院することや在宅療法を受けることそのものが不安や恐怖の原因もしくは対象となる．そのため，医療者に対して不安や恐怖に基づく回避行動や反抗的行動がみられることもある．抑うつ感や不眠などを併発することもあり，不安は身体症状の悪化によって増強することが多い．

第4章　緩和ケア・終末期医療　81

　そのため，子どもとのコミュニケーションを通して，医療者や各専門職が子どもとの信頼関係を構築し，子どもの不安の対象を明確にし，その対象について子どもの発達度に応じた説明を丁寧に繰り返すことで，不安が解消することも少なくない．家族の不安を解消すると，子どもがそれを家族の様子から察知することで不安が軽減することもある．

　つまり，子どもと家族に対する病状や治療についての適切な説明を行うとともに，社会的・経済的なケアの整備，自宅内の環境整備，カウンセリングや心理療法などを試みることがまず必要であり，それでも効果が不十分な時に薬物療法を考慮する．

　長期使用により薬剤耐性や認知機能の低下，依存性の形成が問題となるベンゾジアゼピン系の薬剤は，短期間にのみ使用する．選択的セロトニン再取り込み阻害薬は長期投与の場合も比較的安全性に優れるが，効果発現までに2〜3週間を要する．

　抗ヒスタミン薬であるヒドロキシジンはベンゾジアゼピン系薬剤と同等の抗不安作用があるが，眠気がより強くなり，長期使用の際の安全性については不明確である．また，この薬剤は，せん妄が発現する要因になることがあり，注意が必要である．

3）せん妄と興奮状態

　せん妄は，短時間に進行する意識障害とめまぐるしく変化する認知機能によって生じる記憶障害・失見当識・幻視などの幻覚・妄想を特徴とする精神状態であり，診断基準として DSM–5 によるもの，せん妄アセスメント法（CAM）とこれを小児用に改変した小児せん妄アセスメント法（pCAM: pediatric confusion assessment method）などがある．

　pCAM の要点は，①急激な発症と症状の日内変動があること，②注意力の欠如が認められること，③思考の錯乱があること，④意識レベルが変化すること，のうち，①と②が確実にあり，③または④があれば，せん妄と診断する，というものである．

　せん妄の原因としては，身体的原因（脱水，感染症，低 Na 血症，高 Ca 血症，貧血，低酸素状態，疼痛，発熱，尿閉，便秘など）や薬剤性が

JCOPY　498-14556

ある．薬剤性せん妄を起こすことが知られている薬剤は，オピオイド，ベンゾジアゼピン系薬剤，抗ヒスタミン薬，ステロイド，抗コリン薬などがある．せん妄が認められた場合，これらの原因についてまず検討し，適切な医療的対応を行う必要がある．

せん妄による悪夢，幻覚，興奮，誤解，妄想などの症状は，子ども自身はもちろん，家族にとっても恐怖や不安の原因となる．家族に対してせん妄についての説明を行い，個々のせん妄の内容を家族と共に検討し対応すること，夜間の照明やベッドの配置などの工夫による安全の確保，日常の患児に対する敬意や礼節をもった態度で接すること，家族や親しい人に患児の側に居てもらうなどの対応が看護上の要点となる．

治療薬として，ハロペリドール，リスペリドン，オランザピン，クエチアピンが用いられるが，いずれも錐体外路症状や悪性症候群などの副作用に厳重な注意が必要である．

4）うつ症状

抑うつ気分・思考の停止・自己評価の低下を特徴とする精神状態を「うつ症状」と定義する．診断は，DSM-5 の"身体疾患による双極性障害および関連障害"の診断基準などに基づいて診断されるが，国や生活背景，文化背景の影響を受けるため，確実な診断は困難なことがあり得る．うつ症状は，身体的苦痛や全身状態の低下などが誘因となり，不安やイライラを伴っていることが多い．

身体的苦痛の緩和，環境整備，十分な休養がうつ症状の解消には必要であるが，在宅緩和ケアのための治療を継続する上で回避できない苦痛が生じることもあるため，薬物療法を積極的に行うことを考慮せざるを得ないことが多い．

子どもの感情表出を受け止め，傾聴し，適切なタイミングで身体を動かす機会やレクリエーションの時間を作る，無理な行動はさせない，などの配慮が看護上での要点となる．

薬物治療の第一選択薬は，選択的セロトニン再取り込み阻害薬である．これらの薬物は，小児がん患者のうつ症状に対する有効性と安全性を確認

した報告がある．しかし，副作用として，不安・幻覚・錯乱などを誘発する可能性は皆無ではなく，注意を要する．なお，12歳以上18歳未満の思春期症例には，三環系抗うつ薬（クロミプラミンなど）の有効性が示されており，これらの年齢の患児に使用を試みる価値はあると思われる．

5) 向精神薬による薬剤誘発性運動障害

嘔気や不安，せん妄，うつ症状などで使用される中枢性ドパミン受容体拮抗薬の副作用として，錐体外路障害による運動障害ないし運動失調を認めることがあり，それを錐体外路症状とよぶ．錐体外路症状には，パーキンソン様症状，ジストニア様症状，アカシジア（静座位不能），アテトーゼ様運動，舞踏病様運動がある．抗うつ病や抗不安薬によってアカシジアなどの運動障害が生じることもある．

悪性症候群は，錐体外路症状に高熱，筋硬直を伴って急性発症する抗精神病薬による副作用で，解熱剤の効果が得られない40℃以上の高熱や多臓器不全により死亡する可能性が高い副作用であり，抗精神病薬を中断した上での集中治療を要する．そのため，早期に適切な治療を要する．

9 緩和リハビリテーションと心のケア

1) 緩和リハビリテーションの目的

緩和医療におけるリハビリテーションの目的は，患児の移動能力（歩行やハイハイなど）をできるだけ長く持続させることと心のケアを他の専門職と連携して行うことにある．また，移動能力のない患児に対しては，筋緊張異常による苦痛を軽減させることと心のケアを行うことにある．

歩行が困難になった場合でも，それまで可能であった日常生活における動作を行える運動機能を可能な限り維持させることも大切である．

終末期（看取り期）においては，拘縮の予防・他動的な運動，マッサージや語りかけなどにより，心身の苦痛を軽減する努力をする．

残された時間を患児と家族にとって意義あるものにするために，セラピストは看護師や心理職，教育職らと共に援助を継続する．つまり，緩和リ

ハビリテーションは患児の人としての尊厳を守ることを目標とする．

2) 緩和リハビリテーション実施の基本

　通常の訪問リハビリテーションと同様に患児との信頼関係を構築，維持し，その発達を促進する介入手段として遊びをコミュニケーション手段や作業療法として取り入れていくことは重要である．社会性の発達と維持を目的にやりとり遊びを取り入れたり，身体機能の維持のために手先を使う遊びを取り入れたりすることも有用である．

　できる限り，発達段階に応じた患児の身辺の自立を促す援助を行うことは，子どもの尊厳を認めていることを子どもに理解させると同時に，子どもの心を適正に気丈にすることに役立つ．子どもが作業や運動に失敗しても，それは誰でも起こしうることであり，その子どもには何の非もないことを，優しく丁寧に説明し，温かいケアを続けることを念頭においておくことが必要である．

10 在宅終末期（看取り期）医療

1) 最重要事項

　患児に残された時間の終焉がせまり，看取りが近くなった時期における医療を終末期医療もしくは看取りの医療（看取り期医療）という．この段階では，患児の病気やその発症時期，それまでの様々な家族内での出来事や人間関係，発症後の医療経過，家庭の敬愛状況や家族構成など様々な要因によって，家族がもつ看取りに関わる希望は著しい個別性が認められる．そのため，生前からのグリーフケアの一環として，末期の身体的状態の詳細で丁寧な説明に加えて，死後の身体的変化などについての情報も提供し，子どもと少しでも多くの時間を過ごしたいという願いが叶うよう支援を継続する．

　グリーフケアは，一般的には死別の悲しみを癒すケアと考えているが，効果的なケアを行うためには，患者の生前から死後まで継続的なケアを行う必要がある．

子どもを失うという喪失の悲しみをもつ家族に対し，医療者は家族の心の平安と親としての自責の念や孤独感，怒り，罪悪感，無力感など様々な悲しみの感情とそれから波及する睡眠障害や社会的引きこもりなどの悲しみの行動や胸のつかえなどの悲しみに伴う身体的感覚，あるいは，死を否定するなどの認知面での問題（後述するグリーフの反応）からの解放を目標とした，家族に対するケアを誠実に行わなければならない．このことを実践することにより，家族に患児を失うことに対する心の準備が整うと，それは患児の孤独感や寂しさを和らげ，安心感をもたせることに繋がる．

2) 看取りケアの基本

人が死を迎える過程を受け止め，死を迎えるその人にどのようなケアが必要なのかを知ることが看取りの本質であるとされる．この看取りの本質を逸脱することなく，医療の知識と技能を駆使し，死に行く人とその家族に役立とうとする意思を適切に表現する態度によって，看取りケアという行動を実践することが，看取りケアの基本であると考えられる．その根底は，人の死を尊厳あることとして適切な看取りケアを行おうとする能動的な意思である．

看取りケアは，医学的ないし科学的根拠に基づき，法的根拠に基づいた医療行為をはじめとする患者および家族への全人的支援を各専門職が連携し，倫理に即した方法で行うべきものであり，その地域における社会的慣習に適したケアでなくてはならない．

3) グリーフケアと在宅医療提供者

グリーフ（grief: 悲嘆）の反応とは，「喪失に対するさまざまな心理的・身体的症状を含む，情緒的ないしは感情的反応である」と定義（坂口幸弘: 悲嘆学入門　死別の悲しみを学ぶ，2010 年　昭和堂）されている．

大切な人を死別によって失う一連の経験をビリーブメント（bereavement）といい，それはグリーフの反応のみを示すものではなく，死別を予期した時から死別後の長い歳月にわたって続く経験である．子どもの死に逝く運命を知った両親や家族は，子どもを失うことを身近に感

じ，予期的なグリーフの反応を示す．

　しかし，在宅緩和ケアなどを通して予期的グリーフを体験して死別による喪失を体験した場合と，不慮の事故などによる予期的グリーフを体験することなく死別による喪失を体験した場合とでも，喪失時の辛さ，悲しみに差はないとされる．

　また，すべての人がグリーフの表現として感情表現をするとは限らない．医療者は，人によってグリーフの表現に違いがあることを理解する必要がある．

　大切な人を失ってグリーフの反応を示すのは，自然なことである．同時に人はレジリエンスとよばれる自分自身で回復する力をもっている．医療者はその力を信じることは大切ではあるが，レジリエンスを過信してグリーフの反応を背負っている人を放置してはならない．亡くなった子どもの家族が将来的に複雑化したグリーフの反応の中で苦悩に満ちた生活を送ることになる可能性がないかということに関して，生前から訪問診療医による詳しい病状の説明を行い，在宅医療についての家族の考え方・感じ方について十分に話し合うなどして，早期からアセスメントを継続的に行うことは，医療者がはたすべき重要な役割である．話し合いには，医師だけではなく，訪問看護師や訪問セラピスト，保健師，幼稚園や学校の教諭，兄弟姉妹の幼稚園や学校などの教諭など連携する各専門職も必ず一緒に話し合い，その子どもの最期を考えることで，死別後も家族が地域社会から孤立することなく，誰かが見守っているという家族の安心感・安全感に繋げていくべきである．

　子どもの死後，医師はその死への過程，死因についての医学的説明をカルテを開示して行う必要がある．また，家族会や遺族会，連携した専門職による支援が受けられる社会資源の紹介，亡くなった子どもたちの側で兄弟姉妹が満たされない要求をかかえていた可能性があり得ることを両親に理解してもらうこと，心療内科医や精神科医との連携によって家族の心の支援を行う用意があることを伝える，病院のスタッフは子どもの死後も継続して家族を支援する用意があることを伝える，などを医療チームの代表として実践するべきである．看護師や心理職，理学療法士などのセラピス

ト，その他の関係者もその専門性を活かして家族を継続的にサポートしていくことが必要である．

これらのことは，在宅医療だけではなく，入院医療でも同じであると考えられる．

4) エンゼルケア

死亡確認後の患児に対するケアをエンゼルケアという．死者の身体を清潔にし，病原体などの飛散を防ぎ，死後の外観の変化（腐敗，乾燥，浮腫，リンパ漏，革皮化現象など）をできるだけ目立たないように，「その子らしい表情」を大切にした身体的ケアを行う．エンゼルケアは，残された家族を患児とゆっくりと穏やかな時間を過ごさせることで，児との死別をできるように援助するグリーフケアの一環でもある．ケアは生前同様に患児に声かけをしつつ，家族の意向を尊重し，要望や宗教的な方針なども確認しながら行うことが必要である．エンゼルケアは成人ではエンバーミング（Emberming）とも呼ばれている．

5) 死亡診断書について

死亡診断書は医師が作成・発行する．死亡日時は医師が死亡を確認した時間ではなく，実際に死亡した時間を家族などから聴取して記載する．死亡時から遡って 24 時間以内に診察していれば，異状がない限り改めて死後診察をしなくても死亡診断書は発行可能である．診療中の患者が，受診後 24 時間以上経過してから死亡した場合は，死後診察を行って原疾患によって死亡したと判定できれば，警察に届ける必要はなく，死亡診断書を作成・発行できる．

診療報酬の体系上，医師が訪問診療を行った後の 24 時間以内に在宅以外で死亡した患者も含めて，死亡した患者に対して，その死亡日および死亡日前 14 日以内の計 15 日以内に 2 回以上の訪問診療を実施していた場合には，在宅ターミナルケア加算を行う．訪問診療により在宅で看取りを医師が行った場合には，看取り加算を行う．患者の自宅において死亡診断を行い死亡診断書を作成した場合には死亡診断加算を算定する．

| 第5章 | 症例 |

　個人情報保護の観点から，ここでは複数の症例を複合して一例としてまとめ，読者に要点が伝わるように配慮した仮想症例になるような形で記載しています．

症例 1

5歳3カ月の男児，第一子

　在胎40週0日の正常出生，定型発達児であったが，2歳7カ月に高熱を契機に嘔吐，けいれんで発症し，夜間に開業医を受診し，インフルエンザ脳症の疑いとして某基幹病院に紹介，救急搬送された．転院時，昏迷状態にあり，迅速検査にインフルエンザA陽性であったことから，直ちに抗インフルエンザウイルス薬の点滴投与が行われた．その後の画像検査による広汎な脳障害の存在が示唆され，インフルエンザ脳症として，加療が続けられた．数日後に解熱し意識は回復したが，寝たきりの状態となり，中枢性無呼吸を繰り返す呼吸障害に対して挿管による人工呼吸からNPPVに移行したが，そこから離脱することができないままとなった．しかし，呼吸以外の状態は安定していた．

　やがて母親が第二子妊娠に伴い，家族の強い希望により在宅医療に移行することとなった．基幹病院小児科に在籍していたことがある開業小児科が在宅医療を担当し，筋緊張の異常による体の変形を防止し運動機能や筋緊張亢進を改善するための理学療法を在宅リハビリテーションとして実施する目的で，私達のリハビリテーション部門に協力要請が届き，その対応を3歳1カ月時から開始した．月1回のリハビリテーション医による評価を行い，週4回の理学療法士による訪

JCOPY 498-14556

問リハビリを実施し，週3回の訪問看護が訪問看護ステーションによって実施され，月1回の連絡協議会を在宅医療担当医と共に開催し，複数医療機関による多職種共同による診療を開始した．

　第二子誕生前後の時期は，入院していた基幹病院小児科においてレスパイト入院を行い，母親の出産をサポートし，ストレスなく出産ができたと喜ばれた．その後も，在宅医療を継続し，体幹や四肢の変形や硬縮もなく安定した経過を示している．

 複数の施設が比較的早期から連携を円滑に進めることができた症例である．

症例2

2歳3カ月の女児，第一子

　新生児期に発熱と嘔吐にて発症した化膿性髄膜炎によるけいれんを契機に救急搬送され，地域の基幹病院の小児集中治療室に入院となった．救命は可能であったものの，難治性てんかんが残存した．母親が東南アジア系外国人で日本語が不自由で，児は筋緊張異常による変形が進んでいる状態での退院となったことから，自宅近くの小児科開業医が在宅医療の担当医となり，リハビリテーション病院からセラピストが派遣されて在宅リハビリテーションを開始した．

　海外に住む母方祖父母の希望により，父親がインターネットを利用したビデオチャットシステムを設置し，常時接続により祖父母がいつでも児にライブカメラ映像を通して話しかけることができるようにした．

　このシステムを活用し，母親が海外にでかける際にはレスパイト・ケアとして基幹病院小児科病棟に児が入院し，モバイル通信システム追加したライブカメラの利用により父母や祖父母が児の様子を観察したり，話しかけたりすることができるようになった．

　これにより，医療従事者に対して閉鎖的だった母親の態度も緩和し，医療従事者と母親，父親との信頼関係の構築と強化にビデオチャットシステムを役立てることができた．

セキュリティ管理に留意してIT機器を上手に活用することは有意義である．

症例3

6歳6カ月の女児，第一子

　在胎28週5日で出生した低出生体重早期産児．出生時に羊水混濁と呼吸急迫があり，NICUに新生児搬送された．集中治療により生命は守られたが，大脳皮質出血の後遺症によると考えられる左上肢の麻痺と両側下肢の麻痺（対麻痺）と二次性てんかん，および，慢性肺疾患による呼吸障害が残存し，生後約36週でNICUを退院した．

　その後はNICUの発達外来に通院し，1歳半検診にて知的発達の遅れを認めると同時に構語障害の存在が明らかとなった．そのため，身体障害児のリハビリテーションを行っている通所型施設に紹介され，週2回の理学療法と作業療法，週3回の言語聴覚療法を受けるようになった．

　2歳4カ月時に同居していた父方祖父が脳血管障害で入院されたことを契機にリハビリテーションのための通院が困難となり，著者の施設にNICUのある病院小児科と通所施設の双方から，日常の医療的管理と訪問リハビリテーションの実施依頼が寄せられた．

　週2回の医師と看護師による訪問診療，週3回の訪問看護および訪問リハビリテーションを開始した．身体的状態は安定し，関節の変形・拘縮の予防，言葉の理解の促進・構語練習を各セラピストが共同で行った．その結果，3歳6カ月頃から簡単な単語をゆっくりと話すことが可能になった．4歳を過ぎても四肢・体幹に変形はなかった．

　母親が第2子を妊娠し安定期に入ったころ，"第1子が第2子を受け入れてくれるかどうかが心配"との相談が訪問看護師にもたらされた．そこで，関係する医療機関の担当者が検討会を開いた．その際に，患児が好きなアニメキャラクターとその兄弟のかかわりを描いた

ビデオや絵本があるという情報をセラピストの一人が提供したことから，訪問診療を担当する小児科医と看護師が患児と一緒にアニメーションを鑑賞して感想を話し合う試みを行った．予想以上に患児が興味をもつ反応をしたことから，翌週からは訪問看護師やリハビリテーションのセラピストたちもアニメーションの話題を提供するようになり，患児の関心の内容や度合い，反応を確かめながら，一貫して兄弟の楽しさを伝える話題を提供した．母親が臨月を迎える直前になり，患児は母親の腹部を見つめながら，「赤ちゃん，早く出ておいで．おねぇちゃん，待ってるから」と優しい声で話しかけ，母親は感涙を流されたとのことであった．

第2子は在胎39週5日で出生し，定型発達であると考えられた．患児は6歳を過ぎたが全身状態は良好で，ベッド上から第2子との対話を楽しんでいる．

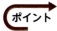 複数の組織の多職種が協力し合って支援を継続することは有用である．

症例4

2歳2カ月の男児

分娩時に生じた多発性骨折によってNICUに収容され，骨形成不全症と診断された男児で，重度の知的発達障害を伴い，胸郭低形成による呼吸不全があることから，在宅にて小型呼吸器を用いたNIPPを行っている．

関節の変形や筋肉の拘縮・萎縮を防ぐ目的で在宅リハビリテーションを行っているが，家人に慢性疾患患者が複数おり，母親が一人で懸命に在宅看護をしている．NICUがある病院小児科において年に2回ほどのレスパイト入院を行う以外には，母親が休養をとる時間がないことは明らかな状態が続いており，児が声を出して笑顔で反応するのは母親だけであったため，母親はますます看護に力を入れようと努力していた．

著者が担当医を引き継いで初めて訪問した際，この患児が著者に関心を示して追視することに気づいた．児は上半身は動かさないように気をつけている様子であったが，下半身は比較的よく動かしていた．著者が下肢に触れると児の笑顔が見えた．著者が笑顔を児に見せながら児の両下肢を「こちょこちょこちょ！」と声を出しながらくすぐると，児は大きな嬉しそうな声を出し，大きな口を開けて笑った．その時，母親は驚きと喜びが一度にきたような表情をされて著者と児の様子を見ていたが，やがて笑顔になっていた．

　後日，他の施設の訪問看護師やセラピストが訪問すると，母親は著者が児に"こちょこちょとくすぐって"患児を笑わせてくれたのが嬉しかったことを話して聞かせた．そこで訪問する医療関係はそれぞれに工夫したくすぐり方で患児を笑わせることにした．

　その結果，患児は医療者の訪問に声を出して応じるようになり，患児と母親の顔に明るい笑顔が訪問の度にみられるようになった．数カ月後，父親から訪問看護師に対して，妻も子どもも明るくなり，妻の心の荷が訪問診療のお陰で軽くなったようだと感謝の言葉をいただいた．

　この経緯は，その後の多施設多職種カンファレンスで話題に上り，参加者の共感をよぶとともに，患児やその家族とのコミュニケーションの重要性を改めて考える学習会の開催へと発展した．

患児の疾患だけを診るのではなく，患児のことを様々な観点から観察し，各患児に相応しいコミュニケーション方法を模索することは有用である．

■参考文献

1) 佐々木淳監修. "最期まで住み慣れた地域での生活" を支援する在宅医療 多職種連携ハンドブック. 東京: 法研; 2016.
（成人・高齢者患者に対する在宅医療における多職種連携ハンドブックだが, 小児在宅医療にも有益な知識が得られる）

2) 大橋博樹. G ノート別冊 医師のための介護・福祉のイロハ. 東京: 羊土社; 2016.
（医療にかかわる介護・福祉に関する重要かつ基本的な知識を要領よくまとめた本）

3) 南條浩輝, ほか. 小児在宅医療 実践の手引. 東京: 日総研; 2015.
（小児在宅医療に関する社会制度などのソフトウェア部分について在宅医療へのスピリッツを込めて書かれた本）

4) 小川勝彦. 重症心身障害児・者 医療ハンドブック 第 2 版. 滋賀: 三学出版; 2014.
（重症度の高い障害児・者に対する医療ケアの実践的ハンドブック）

5) 前田浩利, ほか. 在宅医療の技とこころ 小児の訪問診療も始めるための 29 のポイント. 東京: 南山堂; 2016.
（成人の場合と対比した小児在宅医療の特徴や問題点, 実践的な医療ケアの方法から緩和ケアまで解説し, 在宅医療のスピリッツも忘れず記載されている良書）

6) コミュニティケア 2016 年 6 月臨時増刊号. 「看護の力」でここまでできる！ "小児在宅ケア" を始めよう. 2016. 日本看護協会出版会.
（生きがいをもって小児在宅医療に取り組むナースたちの活動報告と小児在宅ケアに関する実践的な解説）

7) 多文化間精神医学会監修. あなたにもできる外国人へのこころの支援—多文化共生時代のガイドブック—. 東京: 岩崎学術出版社; 2016.
（医療職, 心理職のみならず一般市民をも対象にした外国人へのこころの支援の基本的な方法を解説した啓蒙的実践書）

8) 訪問リハビリテーション 第 4 巻 第 1 号 特集・小児の訪問リハビリテーション. 愛知: 合同会社 gene; 2014.
（小児訪問リハビリテーションに関する有用な総説の特集号）

9) 前田浩利編. 実践 !! 小児在宅医療ナビ. 東京: 南山堂; 2013.
（気管切開による呼吸管理の実際など, 現実の在宅医療における必要な医療技術に関する役立つ解説が豊富）

10) 急性期 NPPV 研究会. 小児 NPPV の手引〜私はこうしている〜. 東京: メジカルビュー社; 2012.
（小児に対する NPPV の実際について現時点で最も詳しい参考書）

11) 井上善文, 編著. エビデンスにもとづく病態別栄養管理. 東京: メディカ出版; 2014.
（成人から小児まで, 栄養管理の必要性が高い各病態について, 静脈経腸栄養

ガイドラインに基づいた解説がなされた実践的な参考書）

12) 腸内細菌叢からみた臨床の最前線―ベールを脱いだ体内パートナ―の機能．診断と治療．2016; 104: 2.
（腸内細菌叢をプロバイオティクスとして捉え，様々な疾患との関連や最近の研究トピックスをわかりやすく紹介した雑誌の特集）

13) 中里信和．ねころんで読めるてんかん診療．東京: メディカ出版; 2016.
（簡潔にしてわかりやすいてんかん診療秘伝の書）

14) 榎 日出夫．てんかん診療はじめの一歩 シンプル処方のすすめ．東京: 中外医学社; 2016.
（小児てんかん診療の有用でわかりやすい入門書）

15) 志馬伸朗，編．わかって動ける！ 人工呼吸管理 ポケットブック．東京: 羊土社; 2014.
（ベッドサイドですぐに使える人工呼吸管理の実践的参考書）

16) 伊藤秀一，他，監修．小児急性血液浄化療法ハンドブック．東京: 東京医学社; 2013.
（小児血液透析に関する実践的参考書で，若い医師だけでなくベテランにも役立つ）

17) 予防接種ガイドライン等検討委員会監修．予防接種ガイドライン2014度版．2014．予防接種リサーチセンター．
（厚生労働省による予防接種ガイドライン）

18) 中野貴司．予防接種コンシェルジュ．東京: 中山書店; 2015.
（予防接種の実務に役立つ情報が包括的に記載されている便利な参考書）

19) 栗谷 豊，他編．神経疾患をもつ小児に対する予防接種ガイドブック．東京: 診断と治療社; 2007.
（小児神経疾患の臨床家たちによる詳しい予防接種についての解説書）

20) 西村 甲．臨床漢方小児科学．東京: 南山堂; 2016.
（初学者のための小児漢方医学の実用書）

21) 飯塚 晃，ほか．基礎からわかる 漢方の服薬指導．東京: ナツメ社; 2015.
（若い薬剤師向けのビジュアルで簡潔な漢方薬実務用解説書）

22) 五十嵐 隆，監修．こどもの医療に携わる感染対策の専門科がまとめた 小児感染対策マニュアル．東京: じほう; 2015.
（日本小児総合医療施設協議会による，わが国初の実用的な子どもICDマニュアル）

23) 総合リハビリテーション 第44巻 第9号 特集・療育/小児リハビリテーション．2016．医学書院．
（今日の小児リハビリテーションと療育の現状と課題および実践に関して有用な総説が収録されている）

参考文献　95

24) 臨床栄養　第129巻　第5号　特集・小児の栄養療法　最前線. 東京: 医歯薬出版; 2016.
（重症心身障害児を含む小児の臨床栄養学に関する最新の実践的な総説集）

25) 堀　夏樹, 編著. 緩和ケア　ゴールデンハンドブック　改定第2版. 東京: 南江堂; 2015.
（主に高齢者の緩和ケアに関する実践的解説書だが, 小児の緩和ケアを考える上でも参考になる）

26) 大阪府母子保健総合医療センター QOL サポートチーム編集. 小児緩和ケア　ガイド. 東京: 医学書院; 2015.
（わかりやすい小児緩和ケアの医療職向けガイドブック）

27) 武田文和, 監訳. WHO ガイドライン病態に起因した小児の痛みの薬による治療. 東京: 金原出版; 2013.
（WHO を2012年のガイドラインの日本語訳であり, 日本における小児の痛みに関する標準書になっている）

28) 古賀雄二, ほか. 小児重症患者のせん妄評価法: 日本語版 pCAM-ICU. 日本クリティカルケア看護学会誌. 2011; 7: 45-51.
（看護学会誌の解説で理解しやすい）

29) 井上勝夫. テキストブック児童精神医学. 東京: 日本評論社; 2014.
（系統的・実践的な児童精神医学の解りやすく, かつ, 鋭い視点で書かれた名著と呼べる入門書）

30) 船戸正久, 他, 編集. 新生児・小児医療にかかわる人のための看取りの医療　改訂第2版. 東京: 診断と治療社; 2016.
（日本における新生児・小児の緩和医療・終末期医療に関するさきがけとなった名著の改訂版）

31) 坂口幸弘. 悲嘆学入門　死別の悲しみを学ぶ. 東京: 昭和堂; 2010.
（適切なグリーフケアを学ぶための入門書）

32) 川人　明. 在宅医療の完全解説 2016-17年版. 東京: 医学通信社; 2016.
（在宅医療に関する診療報酬点数表に関する詳細で要領を得た解説集）

33) 日本在宅ケア学会編. 在宅ケア学4　子どもを支える在宅ケア. 東京: ワールドプランニング; 2015.
（多職種で利用できる基礎的かつ充実した内容の教科書）

34) 日本訪問リハビリテーション協会編. 新版　訪問リハビリテーション実践テキスト. 東京: 青海社; 2016.
（訪問リハビリテーションに関する本格的な教科書）

35) 小尾口邦彦. こういうことだったのか!!　NPPV. 東京: 中外医学社: 2017.
（NPPV の運用のコツをわかりやすく解説している）

JCOPY　498-14556

索　引

あ行

意思決定	73
痛みの捉え方	79
医療費助成制度	4
エアウェイ	20
栄養	24
栄養摂取量	24
嚥下機能障害	20
エンゼルケア	87

か行

外国人	15
家庭生活	3
カニューレ交換	21
カルニチン	25
カルニチン欠乏症	26
看護師	8
感情表出	82
乾燥性角結膜炎	35
陥入爪	34
漢方薬	37
緩和医療	66
緩和ケア	65
緩和リハビリテーション	83
気管切開	21, 22
気管内カニューレ	20
基本設定	23
吸気性喘鳴	18

急性下痢	75
グリーフ	85
グリーフケア	84
ケアプラン	9
経腸栄養	25
経鼻咽頭エアウェイ	19
高PEEP療法	19
高アンモニア血症	26
抗けいれん薬	29
高呼気終末陽圧換気	19
誤嚥性肺炎	21
小型超音波装置	28
呼気性喘鳴	18
呼吸障害	18
国際交流協会	15
子どもの痛み	78
子どもの権利条約	16, 59

さ行

在宅医	13
在宅医療	1, 2, 4
在宅患者訪問点滴注射指示書	12
在宅緩和ケア	66, 79
在宅小児医療	9
在宅小児経管栄養法指導管理料	26
耳垢	35
持続陽圧呼吸療法	19
自治体	4
児童の権利に関する条約	59

児童福祉法	7	中心静脈栄養	26
障害児相談支援	7	通所施設	10
障害者差別解消法	7	電話相談	11
障害者総合支援法	6	疼痛緩和ケア	78
小児緩和ケア	66		
小児急性血液浄化療法	30	**な行**	
小児の言語発達障害	54	ニーズ	1
小児訪問看護	10	二次障害	61
小児訪問リハビリテーションの役割		日常生活用具	56
	51	入院生活	4
小児慢性血液浄化法	30		
ショートステイ利用	4	**は行**	
助成	4	白癬症	34
心理サポート	76	半固形状流動食	26
心理的ケア	66	非侵襲性陽圧換気	19
心理的サポート	13	ビタミン	25
診療所	8	病院小児科医	13
診療報酬	3	ビリーブメント	85
錐体外路障害	83	微量元素	25
生育医療	14	福祉用具	55
生活の困難さ	3	腹膜透析	30
摂食嚥下障害	51	服薬管理	10
セラピスト	46, 47	ブラッシング	52
喘鳴	18	プロバイオティクス	25
せん妄	81	ヘルパーステーション	13
総合リハビリテーション支援	4	便秘	76
相談支援相談員	7	訪問医療	1
		訪問看護指示書	11, 45
た行		訪問看護ステーション	8
体位ドレナージ	53	訪問小児医療	9
退院調整	12	訪問服薬指導指示書	10
地域連携	11	訪問リハビリテーション	45
チーム医療	9	訪問リハビリテーション指示書	46
中間的施設	4	補装具	56

ま行

慢性下痢	75
慢性特定疾患	5
看取りの考え方	65

や行

薬剤性せん妄	82
予防接種	36

ら行

リハビリテーション	45
療育施設	10

臨床検査	40
留守番看護	11
レジリエンス	86
レスパイト・ケア	3
レスパイト入院	4

欧文

CPAP 療法	19
NICU	1, 2
NPPV	19, 23
POCT	41
TTPV	22

橋本　浩

昭和 62 年奈良県立医科大学卒業

卒業後は同大学小児科に入局し，小児科・新生児科（NICU）を研修し，国立療養所福井病院小児科にて一般小児科診療，血友病の診療，障害児医療に従事しつつ内科や整形外科病棟の管理当直で経験を積み，その後は診療所にて総合小児科と内科の診療を実践し，平成 19 年 3 月から上海市にてセントミカエル病院（中文名称：上海天檀普華医院）などで，欧米やアジア各国の医師と協力して，日本人のみならず世界各国の人々を対象とした内科，総合診療科，小児科を担当．平成 23 年 3 月に帰国後，北海道の別海町立病院小児科および三重県の伊賀市立上野総合市民病院総合診療科・小児科の嘱託医を経て，平成 27 年 7 月から奈良県の生駒市立病院小児科に常勤医として移籍し，小児科および総合診療科・内科の外来に加え，ER や ICU 管理当直も担当した．

アレルギー疾患をはじめ，血液疾患，感染症，神経疾患，神経発達障害など様々な分野を総合的に診療してきた経験があり，新生児から高齢者まで外来や入院での診療を実践中．産科救急にも対応する新生児科医でもある．

平成 29 年春から，東大阪生協病院にて，小児科，内科および総合診療科の医師として，多彩な診療活動に従事している．

平成 30 年 2 月より八雲町熊石国民健康保険病院　小児科・内科

主な著書：

中外医学社	『かぜ診療の基本』『子どもの心を診る医師のための 発達検査・心理検査入門』『医療従事者のための臨床小児栄養学入門』
ミネルヴァ書房	『暮らしの科学シリーズ 花粉症 治療とセルフケア Q ＆ A』
秀和システム	『発達心理学がよ〜くわかる本』
日本実業出版社	『早わかり科学史』
風見書房	『お母さんのための小児科講座』
河出書房新社	『図解だれでもわかるユビキタス』
羊土社	『ナースのためのパソコン"超"入門』　　　など

小児在宅医療・訪問リハビリテーション入門 ©

発　行	2018 年 3 月 20 日　1 版 1 刷	
著　者	橋　本　　浩	
発行者	株式会社　中外医学社	
	代表取締役　青　木　　滋	
	〒 162-0805　東京都新宿区矢来町 62	
	電　　話　　03-3268-2701（代）	
	振替口座　　00190-1-98814 番	

印刷・製本/有限会社祐光　　　　　　　＜ KS・SH ＞

ISBN978-4-498-14556-6　　　　　　　Printed in Japan

JCOPY ＜（社）出版者著作権管理機構 委託出版物＞

本書の無断複写は著作権法上での例外を除き禁じられています．
複写される場合は，そのつど事前に，（社）出版者著作権管理機構
（電話 03-3513-6969，FAX 03-3513-6979，e-mail: info@jcopy.
or.jp）の許諾を得てください．